吃飽才有力氣瘦！

王麗蓉——著

211彩虹瘦身餐盤

不用計算熱量醣量，掌握原型食物比例，
118 道無痛瘦身料理攻略

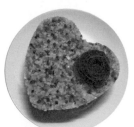

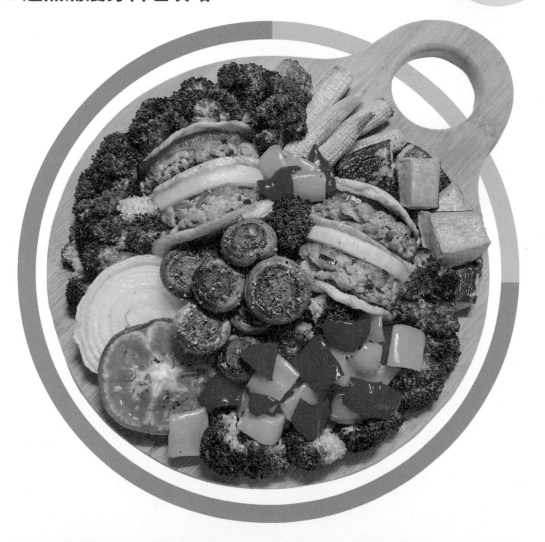

重新找回與食物和平共處的關係，健康減脂

「天天吃飽飽，體脂只有 19%」你相信嗎？
大部分的人是不相信的。

「不行啦，我食量很大，要讓我吃飽，我可是會吃很多東西的！」
「不不不！我試過了，我只要一吃多絕對會胖，少吃對我才有用！」

大多數的人對於減脂都有相同的看法，那就是「不經一番寒徹骨，焉得梅花撲鼻香」，他們認為，擁有姣好的體態，必定要吃得少，且需要經過一段痛苦的煎熬、忍受飢餓，才有可能成功，於是紛紛投向水果餐、生菜沙拉、代餐、蒟蒻麵這些看似對減脂有效的食物。

但事實上，「吃」是人類生存的基本條件。

你若長期讓身體沒有吃飽，那麼你的身體會做出很多「防止饑荒」的化學反應，好讓身體得以生存。

1. 你的新陳代謝會降低。
2. 你的食慾會增加。

新陳代謝的減少，減少能量的消耗，好讓身體多囤積脂肪度過饑荒；體內的賀爾蒙會讓你提高警覺、提高食慾，好讓你趕快找到食物、吃進食物以獲得

熱量，好讓身體得以生存，甚至會讓你吃得更多，以避免下一次的饑荒發生。

　　有節食過的人都知道，每次吃完那一份「減重餐」，你總是特別嘴饞、意志力特別薄弱，還會特別喜歡盯著美食照片、影片流口水，最後，在飢餓感的襲擊下，最終經不起誘惑，把家裡的零食、點心、麵包、糧食搜刮出來，無意識的大吃特吃、無法停止。

　　吃完之後，懊悔、罪惡、自責、痛苦的情緒湧上心頭，於是在心裡默默計畫，明天絕對不行再這樣了，必須展開更嚴謹的節食計畫。這樣的行為模式就像是掉入一個「節食的迴圈」，逃不出來！

　　身為營養師的我，也曾經在節食迴圈不停打轉，我想變瘦、我對自己嚴格、我用意志力控制自己的嘴，但就是管不住心裡那頭大食怪，天天減肥、經常失敗。

　　後來，是因為我學習了營養知識，學會計算食物分量，才知道很多食物只要正確烹調，那真的是「吃得飽也不會胖，甚至還能越吃越瘦」。

　　本書就是以飲食指南中 211 餐盤為基礎，創作出低熱量、高飽足、高顏值的食譜，很適合常常嚷嚷著「我食量很大，這輩子減不了肥」的人，因為你按照書中的方法執行，絕對可以餐餐吃得飽，脂肪一樣能變少。

　　減脂困難嗎？其實難的不是方法，而是「付出行動」且「持續行動」，作者王麗蓉小姐就是在減脂過程中不斷摸索、不斷研發，找出適合自己的食譜與方法並且長期維持，如果你正在為減脂這件事情煩惱，希望這本書能夠讓你重新找回與食物和平共處的關係，健康減脂、開心過人生。

孫語霙 營養師

健康和美味，
絕對可以兼顧

　　我和麗蓉是在網路上認識的。第一次發現《吃飽才有力氣瘦》這個臉書粉專，我驚為天人。畢竟我自己的暗黑料理遠近馳名，所以突然看見一道道五彩繽紛的佳餚呈現眼前，深深吸引了我的眼球。而且我以專業掛保證，這些都是減脂期間也適合吃的健康料理。

　　身為減重醫師，我偶爾會聽到別人抱怨：「減脂期間，飲食都沒有樂趣了！」其實我覺得很奇怪，難道你一定要吃糖油鹽破表的垃圾食物，加重身體的負擔才有樂趣嗎？又或者你減肥的時候只吃雞胸肉配燙青菜，吃到懷疑人生呢？難道你不能試著在均衡的飲食裡面創造樂趣嗎？

　　麗蓉的好廚藝就能當作最好的示範：健康和美味，兩者完全可以兼顧。本書的食譜安排也有巧思，依照「豆魚蛋肉」優良蛋白質的順序，讓讀者學習多達 118 道健康料理。而且沒有制式菜單，不會規定你每天要吃什麼，因為每一道料理都適合減脂，你可以選擇自己喜愛的菜色排列組合，這就是最好的菜單。

　　最後說一下，我原本對麗蓉以前的故事一知半解，直到我看完這本書的介紹，才知道麗蓉過去的人生這麼精彩（這麼悲慘）。在瘦身的路上，我們並不是只靠學習飲食知識、或者只靠所謂的恆心毅力苦苦支撐。更重要的，還要像麗蓉一樣好好照顧自己，才能擁有海闊天空。

內分泌新陳代謝專科醫師　蔡明劼

好/評/推/薦

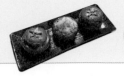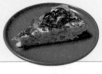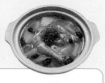

看診時最常說的話是「好好吃飯，選對食物，吃飽還會瘦」。節食或過度壓抑飲食的確會瘦，但也容易反撲復胖。麗蓉就是最佳的範例，她的食物不僅健康且豐盛，更是視覺饗宴。

—— 嘉義基督教醫院減重中心副主任 安欣瑜

的確，吃飽才有力氣瘦！
跟著這本書可以讓你吃飽、吃好、吃對，還會瘦！

—— 初日診所院長、《終生瘦用 211 全平衡瘦身法》作者 宋晏仁

從材料到步驟都相當清楚細膩，值得想減重及健康的大家參考。

—— 人氣營養師 高敏敏

不僅是一本關於減重的書，更是一本透過 211 餐盤和彩虹飲食法，翻轉生活方式的啟示錄。

—— 減重醫師 蕭捷健

這本書告訴我們，真正的健康減脂，需要的不是節食少吃，而是要吃好吃滿。

—— 四季心心理諮商所 所長 蘇琮祺

CHAPTER 1：211 彩虹餐盤瘦身攻略

CHAPTER 2：211 原型食物彩虹餐盤

BEAN DISHES // 豆類料理

FISH DISHES // 魚類料理

SEAFOOD DISHES // 海鮮料理

EGG DISHES // 雞蛋料理

BEEF DISHES // 牛肉料理

前言
翻轉沉重人生，找回健康與活力

暴肥、減肥不斷輪迴的青春歲月

我從小在單親家庭長大，母親辛苦撫養我們五個孩子，很小的時候我就明白自己得貼心聽話，絕對不可以造成媽媽麻煩。現實的無奈與經濟的壓力，讓我以為「給家裡錢才值得擁有愛」。所以我很小就開始做手工，小學五年級到麵包店打工，一路半工半讀，長大後最多曾身兼三份工作，自己只留一點生活費，其他全交給媽媽作為家用。記得有一次我領了一筆二十萬獎金，開心地想幫家裡汰換舊家具，結果媽媽說：「鄰居家的女兒買房子給媽媽住，妳這點錢能做什麼？」

在媽媽眼裡二十萬有點寒酸，但已是我的所有。我不怨恨媽媽帶給我的難過，因為帶著五個孩子沒日沒夜、拚命工作的她也活在苦痛中。沒有傘的孩子只能努力奔跑，因為我無能為力也別無選擇。成長的經歷讓我習慣性為別人著想，不好意思為自己打算，極度自卑、渴望被愛，以致於讓我養成了討好型人格。

對待朋友貼心溫暖，平時總是扮演著炒熱氣氛的開心果，不自主的小心翼翼、戰戰兢兢，因為害怕一旦表現不好，就會被孤立遺忘。委屈沒關係、吃虧不要緊，一再地壓抑內在自我，只能靠狂吃發洩，前半生的我總是在暴肥、減肥的無間地獄不斷輪迴。

人生到底有什麼事值得快樂？「微笑憂鬱」是我的常態，人前開懷、人後傷懷，憂鬱是我最自在的狀態。

育兒壓力，「吃」成了唯一的紓壓方式

對待感情極度浪漫寵愛，始終渴望找尋一個我用生命愛他，他也可以用生命愛我的人，渴求卻找不到方向，把錯愛當成依賴，一次次渴求，換來一次次失落。不明白自己值得被愛的我，總是自我檢討，以為是因為我不夠乖、不夠好才不值得擁有愛。

和老公交往時，我曾送 100 朵玫瑰花給他。在他單車環島時，我預估路線並且在寒風中傻傻地等待。他單車環島結束時，我準備香檳、自製金牌在終點站等他回來。婚後不會煮飯努力學，三餐開放老公點餐，點滴用心就是殷切期盼對方明白「我值得愛」。

婚後生活平實溫暖，但有了孩子後卻開始天旋地轉。我離開職場當起全職媽媽，因為心疼老公背負經濟重擔，所以我選擇將家務、孩子一肩扛起。高需求的大寶讓我日夜無法好眠，為了給她最好的母奶營養，我成了人肉奶嘴；為了保護孩子，我總是繃緊神經，就算沒有時間睡覺也得用酒精擦拭家中地板。我掏空自己、傾盡所有卻感覺不到愛，不敢明說也不好意思呼救，卻期盼對方明白我的付出，長期下來心理失衡，讓我和先生的關係逐漸惡化。

精神緊繃與睡眠不足考驗身心，好不容易盼到大寶可以上學，二寶卻悄悄到來，驗孕時我在廁所崩潰大哭、恐懼發抖地問著自己：「我還有命再來一次嗎？」已是高齡產婦的我，身體從懷孕初期就一路感受到極度不適，甚至還曾在賣場暈倒。生產之後獨自帶著新生兒和因為有了弟弟害怕失寵而退化的大寶，全部重心都在孩子身上，讓我無法好好吃飯睡覺，明知自己感受委屈卻也停不下來。付出與獲得失衡，我成了充滿怨恨的刺蝟。

天天夜夜這麼努力，為什麼用盡全力卻仍然感覺不幸？每晚睡前我都祈禱自己睡下去就別再醒來，始終為別人而活的這一生我已筋疲力盡。痛苦無處抒發，「吃」成為我唯一的紓壓方式。掏空自己承受的委屈難過，變成我用再多垃圾食品也填補不了的黑洞，我以為吃了這些東西我會好過些，但其實一點都沒有。

13

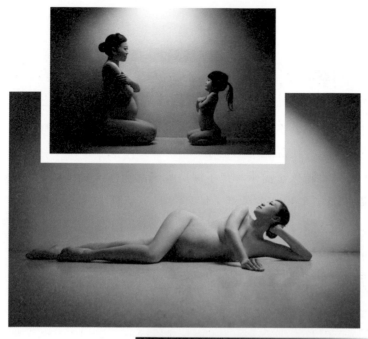

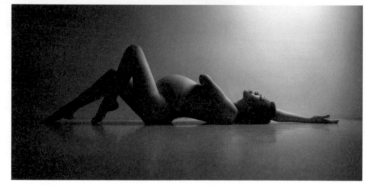

懷孕時拍下的紀念照，
當時受盡折磨，成為很
瘦的孕婦，產後身材卻
像吹了風的氣球，不斷
膨脹。

再多的食物，也填補不了恐懼與憂鬱

　　在一次與先生的爭吵中，他脫口而出：「妳整天在家，只會做一些不賺錢
的事」。因為小時候看見父母吵架的陰影，我不想讓孩子也感受這種恐懼，所
以過去每當氣氛不悅，我總默不作聲，這是我第一次吼出了心裡話：「你以為
家會自己變乾淨？你以為飯會自己煮好？你以為孩子會自己長大？你知道我有
多努力嗎？」

　　為了證明在家也可以做賺錢的事，我決定當起團媽，每天帶著兩個孩子煮三餐、做家事，還包辦團購大小事。社區大樓不比一樓店家方便，扛重是家常便飯，曾經我的雙手拉著 200 公斤的推車，孩子只能拉著我的衣角走路，到了家門再自己把這些貨一箱一箱扛進屋內整理。

　　熬夜整理訂單，還得聆聽孩子需求。為了保持團購品質，不斷找商品、試吃、寫開團文、拍照，兩年多的團媽生涯，忙到每天只能睡 2 ～ 3 小時。即使如此，我仍用心維繫顧客關係、提撥盈餘做公益、成功開展團購事業，怨恨是支持我的唯一力量！

　　直到新冠肺炎兒猛來襲，常要與很多客戶面交的我，深怕自己染疫，不敢讓家人和客人承受風險，所以結束團購生意。關在家中的我，焦慮感來到人生最高點，除了三餐，甜點、餅乾無止境狂吃，甚至兩天就可以吃掉快 60 包魔芋爽。但不管怎麼吃都填補不了喉嚨裡那深深的恐懼、憂鬱與壓力。

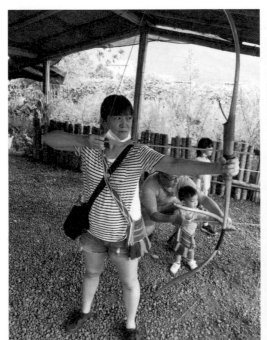
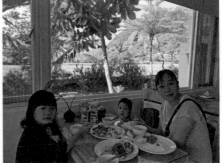
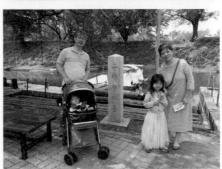

總是用盡全力照顧家人，卻忘了照顧自己，讓我胖胖瘦瘦、反反覆覆。

糖尿病症狀上身，徹底覺悟

　　我一直放任自己暴飲暴食，不僅身材走樣、體力變差，有一次帶著小孩到公園玩耍時，甚至被路人誤認為是孩子的阿嬤。

　　某天早上，吃完一大條生乳捲早餐時，竟然開始手抖心悸不已，才發現自己已出現糖尿病前兆，這才狠狠打醒了我。「我的孩子還小，我給不了他們什麼，但一定要給他們一個健康的媽媽」。以健康為目標，我開始認真正視瘦身這件事，時間、金錢有限的我，一邊在網路上爬文做功課，一邊思考適合自己的飲食控制方式。

　　年輕時試過很多種減肥方法的我，深知太極端、太麻煩的方法，真的很難持久，後來發現宋晏仁醫師推行的「211餐盤」很好上手，只要把握2份蔬菜、1份蛋白質、1份澱粉，不用測量食材重量、不用計算熱量，依照自己的食量調整分量即可。

　　神奇的是，在我開始懂得照顧自己以後，不僅身型開始有了變化，原本爭執不斷的婚姻生活也開始好轉了。

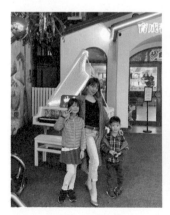
現在的我和孩子

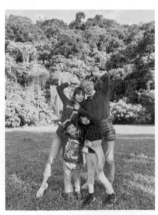
現在的全家福

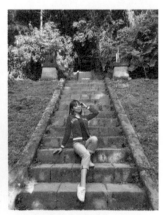
現在的我

用原型食物款待自己

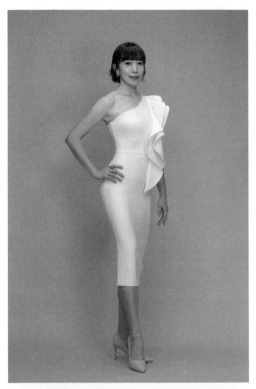

人生很難，很多付出不一定有結果，但是為身體付出的一切，點滴都不會白費。

活了四十三年，直到這兩年才明白——每一個人都是獨一無二的，都值得被愛、值得美好。世上沒有一種愛值得委屈自己對待。

「愛自己」，不是在商人的話術裡，而是在照顧、傾聽、完整自己的點滴日常裡。瘦下來雖然不代表人生從此幸福美滿，但照顧好自己才能有擁抱自我的力量。我不再用任何甜點、零食抒解壓力，而是用運動釋放壓力、用穿上更小尺碼的衣服來犒賞自己。唯有身心健康，才能擁有海闊天空。

我不願意只當個減肥成功的人，真心渴望這樣的美好讓大家都知道，也想幫助那些仍在瘦身路上跌跌撞撞的朋友們，於是我成立了臉書粉絲專頁「吃飽才有力氣瘦」，記錄下每天真實的飲食餐盤，希望用我有限的生命，影響無限的生命，分享好好吃飯就能好好健康的純粹與感動。

人生很難，很多事情不一定付出就有結果，但是為了自己健康付出的努力，永遠不會白費。天然食材擁有強大的力量，讓我的人生從此走向正途，希望大家也可以透過我的親身分享，體驗到只要好好吃飯就可以滋養出健康的自己。

CHAPTER 1

211 彩虹餐盤
瘦身攻略

太極端、太麻煩的方法,很難持久,
211 餐盤不用測量食材重量、不用計算食物熱量,
依照自己食量調整需要的分量,
人人都能快速上手。

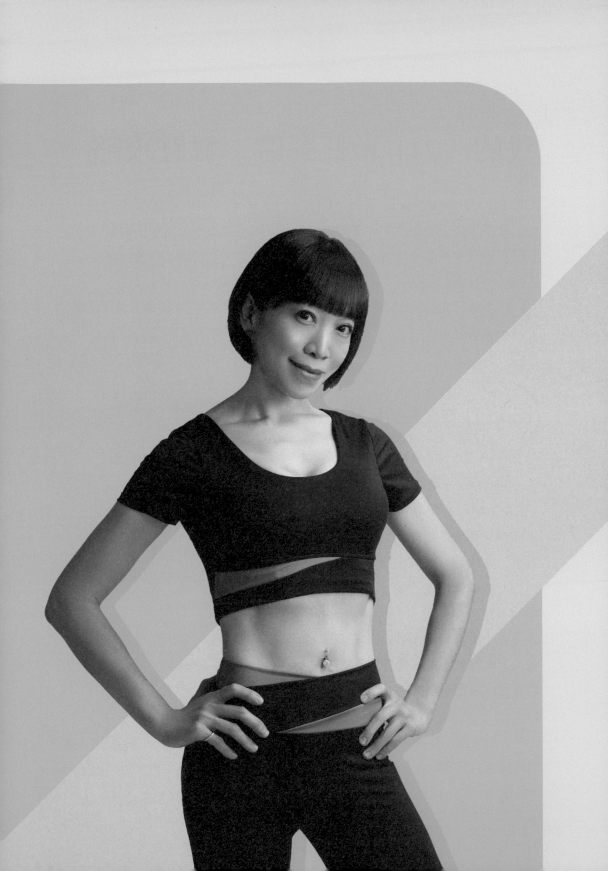

我的「211 彩虹餐盤」實踐攻略

　　在這本書中收錄了 118 道餐盤，食譜排序是依照衛福部國民健康署所建議的蛋白質食用順序排列：豆／魚或海鮮／蛋／肉（依據地中海飲食建議少吃紅肉，所以豬牛放最後），希望我的餐盤讓大家快速料理、省去煩惱。

　　以下執行重點請大家務必詳閱，掌握大原則、大方向，再視個人需求調整，才能事半功倍。

 掌握餐盤比例

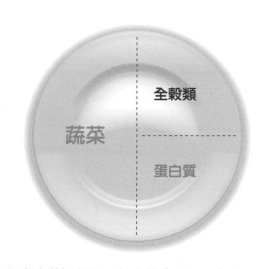

　　正常的 211 餐盤是指 2 份蔬菜、1 份全穀類和 1 份蛋白質。可以取家中任何一個盤子：將 ¾ 的面積盛裝蔬菜、¼ 澱粉、¼ 蛋白質。

　　宋晏仁醫師推行的 211 餐盤並沒有規定餐盤的大小，因為每個人的食量、代謝、活動力並不相同，可以視自身狀況調整。像我的食量比一般女生大，所以我的蔬菜量會多於 ¾，增加飽足感，澱粉則會少於 ¼。這是我經過嘗試、調整，覺得吃起來最舒服、最適合我的比例。

　　一般來說，營養師建議每人每天約吃兩個手掌大的蛋白質，但事實上，就算同樣身高體重的人，手掌不會一樣大，也會因為各種因素，需要的蛋白質分

量有所差異，到底要吃多少才夠？只能自己嘗試、調整，才能知道最適合自己的分量。執行初期，如果還抓不到分量感，可以將蔬菜、蛋白質、澱粉等比例增加或減少，力求餐餐營養均衡，只要找到最適合自己的分量，就會事半功倍。

 遵循進食順序

211 餐盤強調水、肉、菜、飯、果的進食順序，也是非常重要的影響關鍵，先喝至少 300cc 水→吃肉（蛋白質）→再吃蔬菜→最後吃澱粉或水果，血糖平穩對於體重控制和維持健康有很大的幫助。

 分量自行調整

自從戒糖、執行 211 餐盤且不過度調味以後，每一種食物吃起來都更加有滋有味，我不需要下飯的重口味料理、更不喜歡太油太鹹的調味。在後面的餐盤分享中，不會告訴你什麼該吃多少分量，也不會告訴你鹽巴要加多少，每道料理請依照自己的口味調整鹹淡，真的抓不到，一開始先少量添加，多試幾次就可以烹調出屬於自己幸福的味道。

 食材輪替吃

對我來說，即使某些食物的營養價值很高，我也都會輪替著吃，不會一直只吃同一種食物。多變食材能增加餐盤的豐富度，也能攝取不同的營養，並減少固定食材造成毒素累積的機率，一個小小的日常習慣，就能為自己與家人健

康把關。

　　假設週一中午吃豬肉、週二中午會吃牛肉、週三中午吃雞肉、週四中午吃鴨肉，週五中午和平常晚餐吃蛋、魚、海鮮或豆類製品等。天然食材、原型食物、適量蛋白質、少量澱粉、多彩蔬菜是我的餐盤搭配基礎。

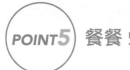 餐餐 5 色蔬菜

　　到市場不知道要買什麼蔬菜？其實最簡單的方法就是採買當季的各色食蔬。「彩虹飲食法」用天然食材將餐盤裝扮五顏六色，其實是對身體很棒的事情。每一餐我至少吃五種蔬菜，一天兩個彩虹餐盤就有十種蔬菜了，餐餐蔬菜分量都會多於 211 餐盤的¾。採買時可以參考各色食材：

● **紅色**：紅蘿蔔、番茄、辣椒
● **橘色**：南瓜（澱粉）
● **黃色**：玉米筍、黃櫛瓜、玉米（澱粉）、地瓜（澱粉）
● **綠色**：青花菜、小黃瓜、四季豆、秋葵、各種綠色蔬菜
● **紫色**：茄子、紫甘藍菜、紫洋蔥、芋頭（澱粉）、紫地瓜（澱粉）
○ **白色**：蘑菇、洋蔥、雪白菇、白蘿蔔、白花椰菜、白木耳、杏鮑菇、茭白筍、白苦瓜、白芝麻、山藥（澱粉）
● **黑色**：黑芝麻、黑豆、黑木耳、川耳、乾香菇、鮮香菇、黑糙米（澱粉）

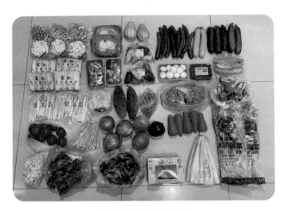

我的一週蔬菜採買量

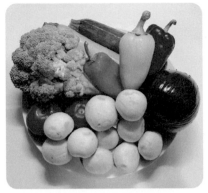

我一人一餐可吃下的蔬菜量

 用蔬菜增加飽足感

　　因為我的食量大，所以每餐蔬菜分量都會多於 211 餐盤的¾，除此之外，我也會以像是花椰菜、櫛瓜、苦瓜、茭白筍等面積較大的食材為主，來增加飽足感。而空心菜、小白菜、菠菜等葉菜類雖然也是很好的蔬菜品項，但對我來說，吃完仍容易感到肚子餓，所以比較不是我的餐盤首選，大家也可以視個人喜好與需求調整。

快速上菜祕訣

很多人問我，每天煮、餐餐煮，不會厭倦嗎？或是忙碌的上班族，沒有這麼多時間下廚怎麼辦？其實只要善用各種工具，料理沒有想像中費時費力。

像是在瓦斯爐炒菜的同時，電鍋、烤箱也不要閒著，多工作業就能節省時間。如果沒有煮菜靈感時，先看看冰箱有什麼食材，或是在網路搜尋食譜，找到自己覺得可以輕鬆料理的煮法，就可以快速上菜。

提供我的快速上菜祕訣，給大家參考：

1、**澱粉類**：我主要以地瓜、芋頭、鷹嘴豆、藜麥、糙米、玉米、栗子等食材輪替。除了冷凍地瓜是免烹煮的退冰即食產品，其他澱粉我都用電鍋蒸煮，而且一次煮較多分量並分裝冷凍，要吃時再解凍加熱，即能加快上菜速度。

2、**蛋白質**：魚、肉類我會利用烤箱、氣炸、水煮、煎炒或電鍋斟酌變化，幾乎是零廚藝就能上菜。

3、**蔬菜**：準備五顏六色的各種蔬菜一起水煮，煮熟後拌入一些油（苦茶油、橄欖油、酪梨油等）。或將橄欖油和鹽巴拌勻後塗抹在食材上，再放進烤箱烘烤，簡單方便又好吃。

4、**免煮蔬菜**：牛番茄、甜椒、小黃瓜、萵苣等食材，不用煮就可以直接吃，如果下班真的沒空料理，可以利用這些食材幫助蔬菜加量。

＼　我 的 斷 食 調 整　／

　　我的食量很大，剛開始進行 168 斷食（16 小時禁食、8 小時內進食）時，會在 8 小時內吃完三餐，後來調整成兩餐，餐與餐中間覺得嘴饞時就吃無糖花生醬（或無糖芝麻醬、無糖堅果醬、100% 黑巧克力）。發覺這樣不會餓，便開始嘗試 186 斷食（18 小時禁食、6 小時進食），接著再調整成 204 斷食（20 小時禁食、4 小時進食），不過這時身體感覺不是很舒服，就又慢慢調整回 186 斷食。

　　之後找到適合自己的飲食節奏，維持在中午 12 點多吃午餐，七點前結束晚餐（介於 168 和 186 斷食中間）。

　　我本身是非常適合 168 斷食的體質，就算起床只有喝水，不吃早餐也不會餓，不過，當體態與健康已達到理想狀態時，就開始恢復吃早餐，早餐依然維持 211 餐盤比例，但餐盤分量會比午餐和晚上少，並且以簡單方便上菜的品項輪替：

- **蛋白質：**無調味黑豆、毛豆、無糖豆漿、豆腐、白煮蛋、荷包蛋
- **蔬菜：**小黃瓜、牛番茄、甜椒（免烹煮，切一切即可）
- **澱粉：**地瓜、栗子、鷹嘴豆

　　現在的我，在三餐中已得到飽足滿足，不會再額外吃其他食物，如果你吃完三餐還感到餓，請務必調整正餐的分量。每個人體質、狀況、作息不同，所有嘗試都必須以自己為主，調整到最適合自己的步調與分量，才能達到最大效益。

我的外食攻略

當我外食時，會以這些店家為優先：自助餐、麵攤、小吃店、火鍋店、合菜店家、吃到飽餐廳、滷味攤、鹹水雞、早午餐、韓式料理、蒙古烤肉、鐵板燒（蔬菜至少都會加菜二次）、潤餅捲等。並且掌握以下外食重點：

 遵循 211 餐盤比例

外食通常最大問題是：澱粉攝取太多、蔬菜太少、蛋白質的料理方式普遍為油炸。點餐時，記得選擇天然食材、原型食物，有蔬菜的話我會各種都點一輪。在點餐時就依照人數決定適宜比例（蔬菜大於 2 份、蛋白質 1 份、澱粉少於 1 份），避免精緻及加工食品。

外食如果要吃到足夠的蔬菜量，價格非常不友善，很多人會因為想省荷包而減少蔬菜攝取量，建議常備一些小黃瓜、牛番茄在辦公室和家裡，方便補充足夠的蔬菜量。

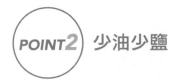 **少油少鹽**

很多店家會有調味過重的問題（太甜、太鹹、太油），如果可以客制化餐點，試著請店家盡量少油少鹽，醬料選擇也以清淡為主。

POINT3　避開地雷食物

富含澱粉的各式小吃，不會是我外食餐點選項，以前出遊各地美食絕對吃好吃滿的我，現在看這些小吃只看到爆醣（糖）和油。臭豆腐、蚵仔煎、滷肉飯等各種美食，每份至少五百卡起跳，依照跳繩上顯示消耗卡路里，每吃一樣至少要跳繩 6000 下才能消耗，光想就吃不下了。

＊　＊　＊　＊　＊

也許有朋友覺得我因此放棄了許多美食很可惜，但我不想要日後得忍受身體病痛，一口藥一口糖。而且因為家族成員有人罹患甲狀腺癌、乳癌，讓身為癌症和糖尿病高危險族群的我，擁有強烈的動機——我不想要成為孩子負擔，我要平安健康陪伴他們長大！

外食範例

◆ **自助餐：**通常蛋白質會優先選擇豆、魚、海鮮及水煮的肉類，裹粉油炸的食材會加以避免，這餐蛋白質是豆乾、軟絲和蛋，其他蔬菜裝好裝滿。

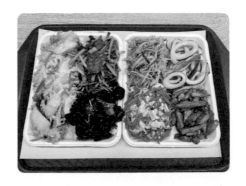

◆ **火鍋：**蛋白質通常選擇海鮮，菜盤內的加工火鍋料更換成蔬菜。如果是吃到飽的店家，蛋白質適量後就會一直吃各種蔬菜，湯頭通常選擇昆布湯，後續加清湯或白開水，佐料只會用少量醬油拌滿滿的蔥花、蒜泥、洋葱、辣椒等。

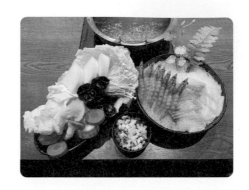

◆ **麵攤：**這餐的蛋白質選擇滷蛋和豆乾，蔬菜是大陸妹、地瓜葉、豆芽菜、海帶。皮蛋豆腐、燙嘴邊肉、切盤鵝肉也是我在麵攤用餐時的蛋白質選擇，如果店家燙青菜的選擇不多，同一種蔬菜我會直接點 2 至 3 份。

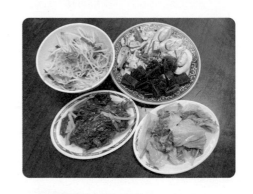

◆ **早午餐店：**早午餐店種類繁多，但我會避開煙燻肉品和精緻澱粉，沙拉不會沾醬，如果有飲料只會選擇無糖茶，這餐選擇地中海烤魚搭配凱撒雞肉沙拉。

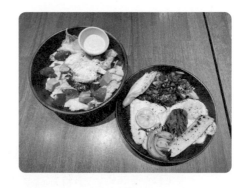

◆ **潤餅捲：**我喜歡吃潤餅捲，一個超過 500 克的巨無霸潤餅捲，我一次可以吃下三個，但一年只會吃 2 ～ 3 次。對比都是澱粉的餐點，包入大量蔬菜的潤餅捲算是相對健康的外食選擇，但要留意避免包入油麵、

有糖花生粉，甚至我會請店家
不要加入任何醬料。有的店家
會提供無糖花生粉、全麥餅皮、
千張餅皮或是提供蔬菜加價加
量的服務，也可以多加利用。

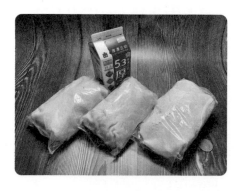

精實時期我完全遵照「水肉菜飯
果」的進食順序，平常就算菜肉
一起煮，也會先把蛋白質吃完再吃蔬菜，菜肉混吃是瘦下來後才偶爾
為之。不過只吃潤餅捲的蛋白質攝取量會稍嫌不足，也為了避免直接
吃精緻澱粉（潤餅皮）造成血糖波動，所以我在吃潤餅前會喝無糖豆
漿或吃白煮蛋，由於我食用的分量較多，所以當天一定會搭配運動，
也會留意當天不會再進食其他澱粉。

◆ **韓式料理：** 韓式料理有時會點
銅盤烤肉（加點生菜），這餐
選擇海鮮豆腐湯（捨棄白飯與
冬粉）及吃到飽小菜。

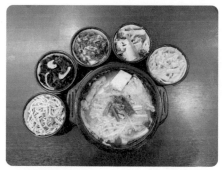

◆ **便利商店：** 我平時很少吃超商食
品，但如果進店選購，蛋白質
主要會選擇無糖豆漿、茶葉蛋、
水煮蛋、毛豆、鈉含量最少的
舒肥雞胸。蔬菜會選擇至少兩
盒沙拉且不沾醬。澱粉會選擇
地瓜或玉米。

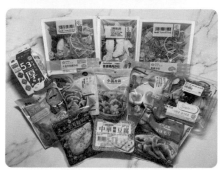

超強快速減脂大公開

我利用九天時間，體重從 51.5 公斤降到 49.7，共減了 1.8 公斤；體脂肪從 21.6 降到 17.7，下降 3.9%，我到底吃了什麼、做了什麼，提供我的減脂祕訣給大家參考。

二○二四年一月，我送給自己的生日禮物，就是到攝影棚拍下美照，記錄下日夜努力的自己，因為想知道拍照前的身體組成，於 1 月 4 日測量 Inbody（身體組成分析儀器），體重為 51.5 公斤、體脂肪 21.6%，看到結果我其實非常驚訝，因為之前我的體脂肪大多維持在 19%，仔細找出原因，可能是：本來一日三餐，但最近在下午運動過後，還會額外補充蛋白質和澱粉，也許運動強度不夠，也可能補充的量太多，所以體重和體脂肪如實回饋。

為了拍照能呈現更精實的體態，我重新調整進食型態，在 1 月 4 日到 1 月 13 日期間，採用 186 斷食（甚至到 195 斷食），一天改成進食兩餐，結果竟然意外地開發出適合我的超強快速減脂方式。

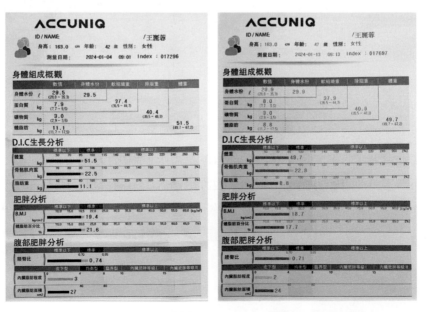

此為同一台機器量測 1/4、1/13 的體重、體脂的結果。

減脂飲食＆運動

蛋白質	蛋白質攝取只吃豆、魚、海鮮、蛋，以下幾種食材進行輪替： 1. 美式賣場毛豆一餐一包 2. 各類烤魚一餐一片（鮭魚、鯖魚、虱目魚、烏魚等） 3. 蝦仁一碗 4. 帆立貝一碗
蔬菜	綜合蔬菜 1.5 公斤。 高麗菜、洋蔥、杏鮑菇或金針菇、紅蘿蔔、黑木耳絲、雞蛋，滿滿的蔬菜和雞蛋全部炒在一起，一餐一整鍋炒熟的蔬菜超過 1.5 公斤，帶來飽足感。
澱粉	運動日午餐及晚餐為地瓜、芋頭、栗子、鷹嘴豆等各種原型澱粉輪替，非運動日則不吃澱粉。
運動	運動一天休息一天，運動時間穿插在兩餐中間，每日運動量為：跳繩至少 7000 下、負重深蹲 100 次、單車捲腹 100 次、臀橋 100 次、棒式 3 分鐘，運動結束拉伸及睡前抬腿。

　　每個人體質不同，極端飲食非長久之計，這樣的短期精實方式適合我，但不一定適合你，請斟酌自身狀況，如有減重需求請諮詢醫師或營養師。

　　不斷嘗試並且和身體保持對話，也許這個方法不適合我又或者方式不對，但又如何？健康不是某一個當下，而是永續留長。願意檢討、嘗試、調整，找到適合自己的方式持續進行並且微調優化，總能找到專屬自己身體的密碼。

運動，讓身型更加緊實

不定時都會收到朋友的訊息，說好羨慕我，其實我平凡到沒什麼好羨慕的，這樣的成果最重要的是持續力，從不僥倖而且努力再努力！

妳不能只看見我的成果，但卻忽略我付出了什麼。

每個成年人要為自己負責，對於健康不要幻想花錢消災、責任外包，當妳渴望什麼，想想我們可以做到什麼？

利用瑣碎時間運動

因為在胖的狀態下，做運動會很吃力，所以我是靠吃 211 餐盤瘦下來後才開始運動，平常因為還要照顧小孩、處理繁瑣家事，運動都是利用瑣碎時間完成的，例如：煮菜等菜熟、看電視就開始深蹲。

初期為了想瘦，瘋狂運動，逼迫自己每天跳繩 2000 下，但因為產後漏尿狀況嚴重，改成登山者 100 次、分腿蹲 100 次、弓箭拉腳 100 次、深蹲 100 次、捲腹 100 次、踮腳橋式 100 次等，運動菜單不斷調整也與日俱增，就算週末和家人爬山，回家不管再累都會完成所有菜單，每天不間斷。直到有一天看到關於「避免過度運動」的文章，我開始反省每天的運動菜單，即使再累也咬牙完成、不斷追趕數字，但我真的有好好做到位嗎？

於是我決定放慢腳步，從天天運動改成每週至少運動四天，重新調整運動菜單和數量，不再追趕數字，力求每一個動作都確實完成。一段時間下來，我沒有復胖而且感覺身體又更緊實，才發現休息真的是很重要的事。

沒空上健身房，也能在家做運動

　　我沒有上健身房也沒有找教練，目前運動菜單是：跳繩 5000 下、負重深蹲 100 次、坐姿左右轉體 50 次、棒式三分鐘、單車捲腹 100 次、臀橋 100 次、帕梅拉拉伸以及睡前抬腿。至於跳繩漏尿的狀況，我的方式是運動前排空尿液並且墊衛生棉跳繩，在跳繩時有尿意就去解尿，而且不再強逼自己一開始就跳很多，循序漸進將數量慢慢往上加，大約 2 週漏尿狀況就逐漸獲得大幅改善，目前已經不會漏尿囉。但每個人體質不同，如果跳繩漏尿狀況造成困擾，可以嘗試其他運動。如果希望繼續跳繩或平時沒有跳繩時就有產後漏尿的朋友，可以嘗試凱格爾運動，仍未改善則建議尋求醫師協助。

　　一直以來我的運動菜單會不定時更換，每個人適合和可以負荷的運動不同，建議大家可以找相關運動影片或是專業教練幫忙，嘗試自己可以負荷的運動。重點不是什麼運動，持之以恆才是最重要的。

　　好好吃飯、好好運動，對身心正向改變的自己持續上癮，然後越吃越開心，越運動越歡喜，不由自主每天持續下去，回過頭才發現原來這就是自律。

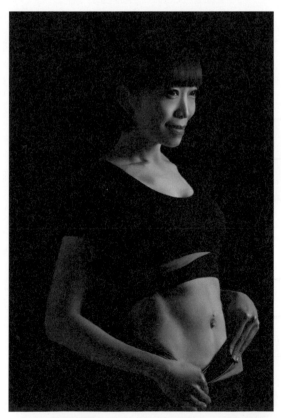

好好吃飯好好運動，對身心正向改變的自己持續上癮。

建立自己的瘦身心法

很多朋友都會跟我說：「我希望我可以跟妳一樣」、「我希望我可以好好吃飯」、「我希望我可以開始運動」，不過美好不會憑空而至，「希望」是交給命運，「知道」才是交給自己：

「我知道我會健康。」

「我知道我能調整飲食。」

「我知道我可以開始運動。」

當你真心渴望某件事物，整個宇宙都會聯合起來幫助你，而這個宇宙得先是你自己，渴望健康，那就想想該怎麼做：

1. 挑選、採買、搭配天然食材。

2. 嘗試、調整、堅持規律運動。

3. 每個人會遇到的問題都不同，試著去解決。

用招待貴客的心情，每一餐用各種天然食材好好招待自己。對自己用心，才能讓繞著自己運行的宇宙（健康、親情、愛情、友情、事業等）走回正軌。生活總有千萬難，照顧好這個努力的自己，才有力氣去面對各種難題，讓幸福來到身邊。

我的瘦身成功心法

讓我成功瘦下來的方法，除了飲食上改變與調整，還有一個很重要的影響

關鍵，就是「心」。影響我成功的心法如下：

 不量體重

　　過往在瘦身的過程中，心情總是跟著體重計上的數字起起伏伏，但這次剛好家中體重計壞了，讓我第一次減肥過程不量體重，卻也是最成功的一次。

　　我拿一件沒有彈性、穿起來緊繃的牛仔褲，不用眼睛看數字，而是用心感受身體的變化，認真執行 211 餐盤，不到一個禮拜，穿上牛仔褲就很有感，靠著這樣的成就感，一路從 XL 號換到 L 號，再到 M 號，一直到現在穿上 XS 號還覺得寬鬆。

　　除了慢性疾病或醫療需求需要監控體重，如果你因為體重數字搞到自己焦慮、痛苦，親愛的請先放下體重計、放過你自己。

 務必吃飽

　　撇開各營養學門派，對我來說，不管五花或瘦肉都是一樣的。油脂比較豐富的五花肥肉、雞皮、魚皮等，只要是天然食材，我都吃但不會餐餐吃。

　　每一餐我會各種肉、魚、海鮮、豆製品、蛋換來換去。中午以肉類為主，晚餐以好消化的魚類和豆製品、蛋為主。每一種都吃一點，好或壞都已平均分攤，每餐料理有變化，讓自己放輕鬆享受每一餐，身心健康才能長久。

POINT3 真心喜歡自己的餐盤

天然食材這麼多，再怎麼挑食也應該可以找到自己喜歡的食材，當你真心喜歡這樣豐富的天然食材，才能愉快享受每一餐。

當你減少食用地雷食品後，會開始品嘗出每一種天然食材的原始風味，身體不再因為過油、過鹹導致浮腫，開始愛上因為多吃蔬菜、多喝水的水嫩肌膚，喜歡上這樣的自己，就會讓你願意走下去。

POINT4 無需追求完美

網路上的照片、影片，拍攝角度其實都有經過設計，照片可能有精修、影片可能有濾鏡，每個人體型不同，身體也無法像機器般輸入指令就可以輸出美好成果，掌握大方向，不要追逐完美而不斷打擊自己的信心。不要跟別人比，跟昨天的自己比就好。

POINT5 不追求短暫的瘦

我們不需要短暫的瘦，知道正確飲食觀念，找到適合自己而且可以堅持一輩子的飲食習慣，不會復胖也不需要再反覆減肥。

　　以前的我們因為沒有良好的飲食觀念，胖胖瘦瘦不斷減肥，把身體搞差、心情也不好，享受飲食自由、享受身心健康，並且把這樣健康的飲食帶入家庭，讓這樣的飲食觀念從孩子就紮根，是我們能送給他們最珍貴的禮物。

　　健康飲食一點都不可憐，餐餐都吃飽吃好，不委屈才不會暴食，改變心態才能改變結果，走舊路到不了新地方！知道自己做對的事情、吃對的食物，感受身體的回饋，身心愉快、點滴累積。

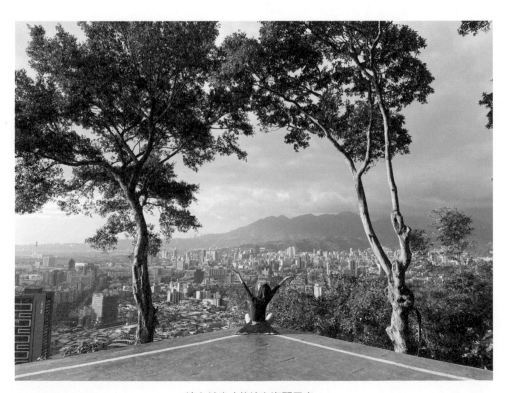

擁有健康才能擁有海闊天空。

CHAPTER 2

211 彩虹
餐盤食譜

•
•

正常 211 餐盤是 2 份蔬菜、1 份蛋白質和 1 份全穀類，
一定要依照自己的狀況調整。

我也是從不擅廚藝的料理新手開始的，
只要願意嘗試、慢慢練習，學習料理方法與變化，
一定能夠做出吃得營養又能享瘦的料理。

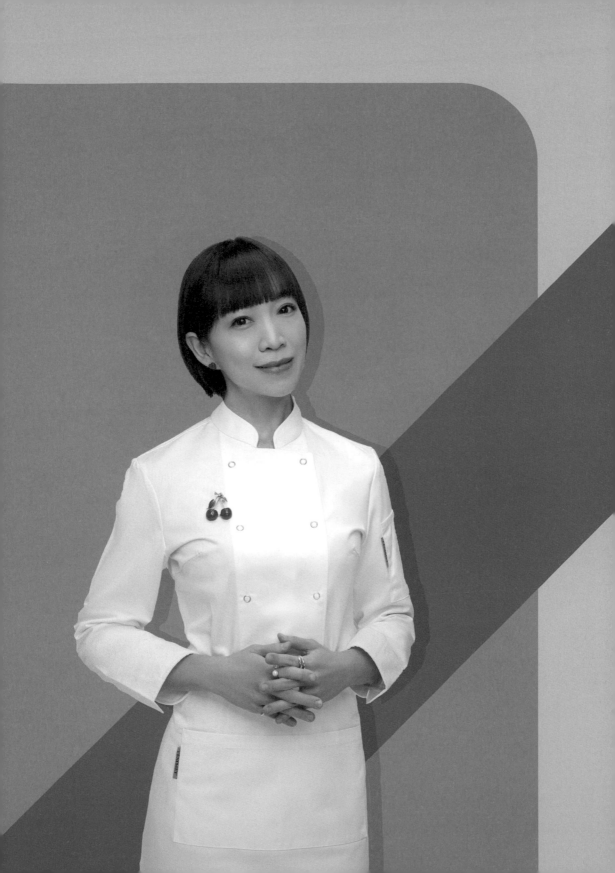

菠菜豆腐烘蛋 ✕ 彩蔬地瓜

利用烘烤菠菜豆腐烘蛋、杏鮑菇時,切彩椒、包海苔捲,
製作豐富飽足的一餐,並沒有想像中困難。

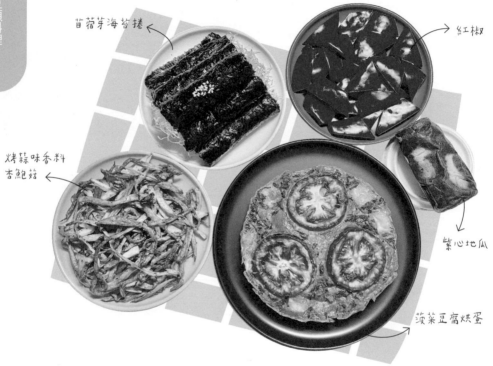

苜蓿芽海苔捲

紅椒

烤蒜味香料杏鮑菇

紫心地瓜

菠菜豆腐烘蛋

蛋白質

菠菜豆腐烘蛋

[材料] 雞蛋、板豆腐、番茄、嫩葉菠菜、鹽巴

[步驟] 1. 板豆腐去除水分、切小丁備用(可用鍋子裝水重壓豆腐,以去除多餘水分)。

2. 煮一鍋滾水,菠菜快速川燙、撈起瀝水、擠乾水分,放涼後加入雞蛋、鹽巴攪拌均勻備用。

3. 在不沾容器中先放入豆腐小丁,再將 2 的菠菜蛋液倒入(也可在蛋糕模裡鋪上烘焙紙,再倒入蛋液),擺上番茄片。

4. 放入烤箱以 195 度烘烤 20 分鐘即完成。

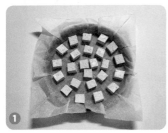
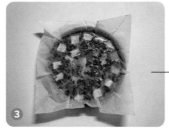
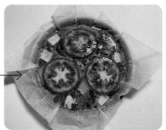
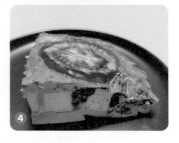

蔬菜

苜蓿芽海苔捲

材料 海苔、苜蓿芽、無糖花生粉、韓國香油、白芝麻

步驟 1. 苜蓿芽清洗、瀝乾備用。

2. 取一片海苔、放上苜蓿芽、無糖花生粉再捲起，外層刷一點韓國香油，撒上白芝麻即完成。

烤蒜味香料杏鮑菇

材料 杏鮑菇、鹽巴、蒜味香料、橄欖油

步驟 1. 杏鮑菇剝成細絲狀，撒鹽巴抓醃，靜置出水後，再將水倒掉。

2. 加入開水清洗，擰乾所有水分。

3. 加入橄欖油、蒜味香料、鹽巴攪拌均勻。

4. 烤盤鋪上烘焙紙，放入烤箱以 180 度烘烤 15 分鐘即完成。

紅椒 免烹煮，切成適口大小即可裝盤。

澱粉

紫心地瓜 市售退冰即食地瓜。

學習轉念，保持正面，相信美好，就能看見美好。

烤鹽蔥豆腐條 × 蔬菜藜麥飯

這道豆腐條的靈感來自於夜市的豆腐薯條，
不用油炸，而是用烤或煎的方式，在享受美味的同時，也較無負擔。

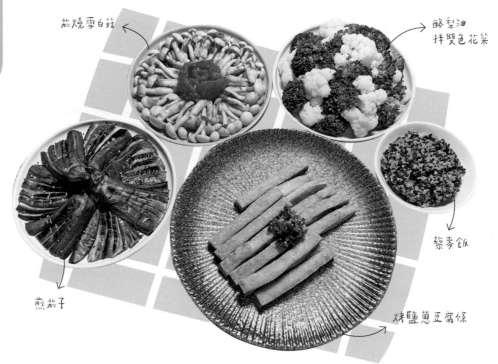

茄燒雪白菇

酪梨油
拌雙色花菜

藜麥飯

煎茄子

烤鹽蔥豆腐條

蛋白質

烤鹽蔥豆腐條

[材料] 板豆腐、蔥花、橄欖油、鹽巴

[步驟] 1. 板豆腐去除水分（可用鍋子裝水重壓豆腐，以去除多餘水分）後，切成寬約 1 公分長條。

2. 烤盤鋪上烘焙紙，擺上豆腐條，刷橄欖油，放入烤箱以上下火 200 度烘烤 10 分鐘。

3. 取出烤盤，放入用橄欖油和鹽巴拌好的蔥花，再回烤約 1 分鐘即完成。

[TIPS] 烤好的豆腐條可搭配鹽蔥享用，或依照個人喜好加胡椒鹽食用。

習慣高度加工、過度精緻、混合多種添加物的我們，嘴巴已經吃不出原味。

所以，大多數人就算有選擇權，也只會往不健康卻能滿足口慾的方向選擇，

但這樣真的好嗎？

蔬菜

煎茄子

材料 茄子、橄欖油、鹽巴、黑胡椒

步驟 1. 茄子切段、剖半斜切備用。

2. 平底鍋熱鍋後倒入油，放入茄子並將皮面向下，以小火將兩面煎熟。

3. 撒上鹽巴、黑胡椒調味即完成。

茄燒雪白菇

材料 牛番茄、雪白菇、鹽巴、蒜片、橄欖油、洋香菜葉

步驟 1. 熱鍋後加入橄欖油，爆香蒜片，加入番茄塊拌炒1～2分鐘。

2. 倒入雪白菇繼續拌炒，蓋鍋蓋以小火燜煮約8～10分鐘。

3. 開蓋加鹽巴調味，盛盤後撒上洋香菜葉即完成。

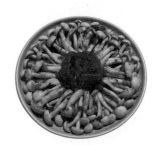

酪梨油拌雙色花菜

材料 雙色花菜、酪梨油、鹽巴

步驟 雙色花菜川燙、撈起、瀝乾，加入酪梨油和鹽巴拌勻即完成。

澱粉

藜麥飯

清洗後加入清水（比例約為 1：1.2，有的食譜會建議以藜麥 1：水 2，可視個人喜好調整），放入電鍋，外鍋加一杯水，開關跳起再燜一下即完成。

彩蔬天貝 ✕ 清蒸栗子

這道餐點的蛋白質來源為天貝，每種食材的營養不同，
我會交替變化魚類、海鮮、肉類、豆類製品等，攝取各種營養。

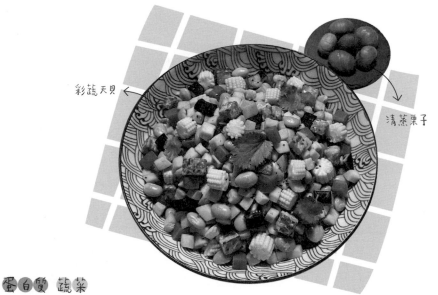

彩蔬天貝

清蒸栗子

蛋白質 蔬菜

彩蔬天貝

材料 天貝、毛豆、紅蘿蔔、玉米筍、杏鮑菇、乾香菇、香菜、胡椒鹽、黑胡椒

步驟 1. 將紅蘿蔔、玉米筍、杏鮑菇、泡水後的乾香菇切小丁（接近毛豆的大小）備用。

2. 將紅蘿蔔、玉米筍、毛豆一起川燙，燙熟後撈起瀝乾備用。

3. 在平底鍋裡放入天貝，將每面煎香後盛起備用。

4. 乾煸杏鮑菇，出水收乾撈起備用。

5. 熱鍋倒油乾煸香菇，待飄出香味，加入毛豆、紅蘿蔔、玉米筍、杏鮑菇拌炒，最後加入天貝、胡椒鹽拌勻，盛盤後擺上香菜、撒上黑胡椒即完成。

澱粉

清蒸栗子

我會買冷凍栗子仁作為冰箱常備食材，拿取要吃的分量裝碗，放入電鍋，外鍋加入一杯水，開關跳起來後再燜 10 ～ 15 分鐘即可。

豆皮白菜滷 × 清蒸芋頭

白菜烹煮時會出水，所以不用再另外加水，我喜歡這樣滿滿蔬菜的原汁原味。

也可依照個人喜好添加青蔥、烏醋、泡香菇水、扁魚乾、

豬肉絲、炸蛋酥、炸豬皮、炸豆皮等配料。

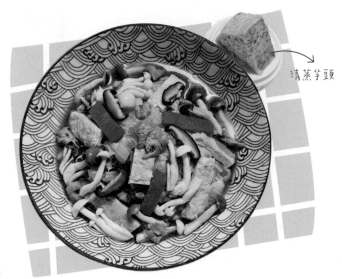

清蒸芋頭

微笑憂鬱的人很多，真的不是外面看起來好就好，心也要照顧好才能逃脫泥沼。

蛋白質 蔬菜

豆皮白菜滷

(材料) 生豆皮、金鉤蝦、乾香菇、紅蘿蔔、大白菜、雪白菇、鴻喜菇、白胡椒粉、醬油、鹽巴、香菜

(步驟) 1. 金鉤蝦沖洗瀝乾、乾香菇泡開切絲、紅蘿蔔切粗絲、大白菜洗淨切成寬約3～5公分（含梗，和葉分開），所有食材處理好備用。

2. 豆皮切段，以小火煎香，盛起備用。

3. 先炒香金鉤蝦，待香味出來，再加入乾香菇拌炒，待香菇香味出來，放入白菜梗，蓋鍋蓋以小火燜煮，待梗部軟化，放入大白菜葉和其他食材，加入白胡椒粉、醬油、鹽巴，拌炒一下再蓋鍋蓋燜煮到喜歡的軟硬度即可。

4. 盛盤，加上香菜點綴。

澱粉

清蒸芋頭

可購買已處理好的冷凍芋頭塊，放入電鍋，外鍋加入一杯水蒸熟即可。

納豆塔塔 × 彩蔬栗子

不過度調味，也能享受美味。靠著美麗配色，也能讓人感到滿滿幸福。

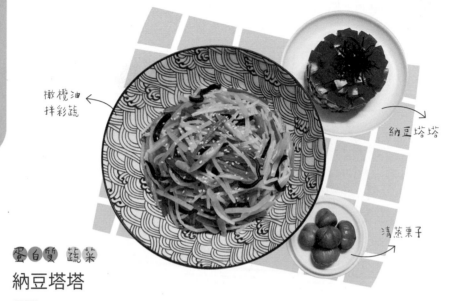

橄欖油
拌彩蔬

納豆塔塔

清蒸栗子

戒除糖癮，對正向改變的自己上癮。
吃想吃的東西，
不再因為飲食影響情緒高低。

蛋白質 蔬菜

納豆塔塔

材料 納豆、秋葵、番茄、海苔絲、黃芥末、醬油、鹽巴

步驟 1. 用鹽巴乾搓秋葵表面，以去除細毛，再沖洗、川燙、泡冰水、切片備用。

2. 番茄切小塊備用。

3. 納豆混合黃芥末、醬油充分攪拌後，再和秋葵混合攪拌。

4. 在甜點模型裡，裝填入秋葵納豆、番茄，最後再擺放海苔絲即可。

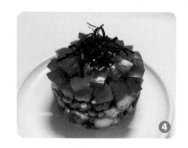

蔬菜

橄欖油拌彩蔬

材料 豆芽菜、紅蘿蔔、黑木耳、四季豆、黃椒、橄欖油、鹽巴

步驟 1. 將所有食材切成絲再川燙，燙熟後撈起瀝乾。

2. 加入橄欖油和鹽巴拌勻即完成。

澱粉

清蒸栗子
冰箱常備冷凍栗子仁，拿取要吃的分量裝碗，放入電鍋，外鍋加入一杯水，開關跳起來後再燜 10 ～ 15 分鐘即可。

辣拌煙燻豆包絲 ╳ 地瓜

切絲、川燙、混合，三步驟就能搞定的料理，即使是廚藝新手也能輕鬆上手。

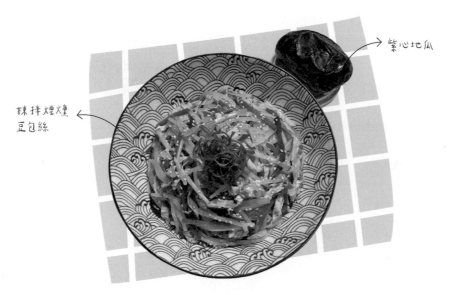

紫心地瓜

辣拌煙燻
豆包絲

蛋白質 蔬菜

辣拌煙燻豆包絲

[材料] 煙燻豆包絲、紅蘿蔔、豆芽菜、黑木耳、黃椒、小黃瓜、蔥絲、辣油、白芝麻

[步驟] 1. 將所有食材切成絲再川燙，燙熟後撈起瀝乾。

　　　 2. 所有食材混合辣油拌勻，盛盤後擺上蔥絲、撒上白芝麻即完成。

澱粉

紫心地瓜

市售退冰即食地瓜。

孩子還小，如果我們老了病了，
他們可能還在讀書或剛出社會，
怎麼忍心讓他們蠟燭兩頭燒。
照顧好自己，不成為孩子負擔，
不礙才是愛。

千張春捲

這餐不吃澱粉，以菜菜肉肉吃到飽。

鹹豬肉、鴨賞、臘肉、香腸、培根、熱狗、火腿、肉鬆等加工肉品，

在精實瘦身時期我完全排除在外，

直到現在偶爾才吃一點，也請大家斟酌食用。

平時我完全遵照「水肉菜飯」的進食順序，

像春捲這樣混在一起食用的料理，是在瘦下來後才偶爾為之。

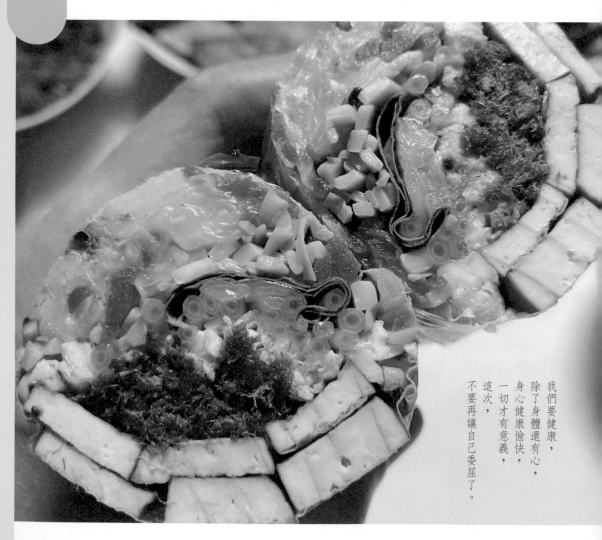

我們要健康，
除了身體還有心，
身心健康愉快，
一切才有意義，
這次，
不要再讓自己委屈了。

蛋白質 蔬菜

千張春捲

材料 千張、蛋絲、豆乾、肉鬆、豆芽菜、杏鮑菇、高麗菜、紅蘿蔔、黑木耳、香菜、無糖花生粉、醬油膏、蒜末、橄欖油、白芝麻、醬油、鹽巴

步驟 1. 煎蛋切絲。豆乾切片，加入醬油煎至焦香。

2. 豆芽菜燙熟，撈出瀝乾備用。

3. 杏鮑菇切細條，乾鍋炒到出水、收乾，加入醬油膏翻炒出醬香，盛起備用。

4. 熱鍋加油炒香蒜末、放入紅蘿蔔絲、高麗菜絲、黑木耳絲拌炒，加鹽巴調味，裝盤備用。

5. 肉鬆加入白芝麻、香菜切末備用。

6. 將所有食材層層鋪在千張上，再捲起。

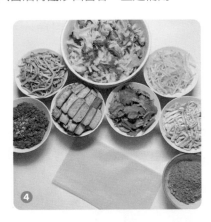
❹

TIPS 擺放食材時，以蔬菜分量最多，蛋白質分量適中，雖然沒有餐盤，但健康211早已在手中。

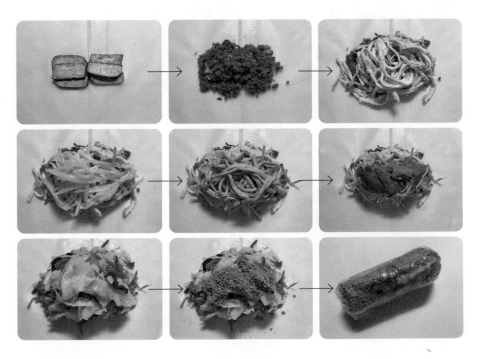

香蔥豆皮 × 地瓜三蔬

我的食量大，所以每餐就用菜菜肉肉搭配，也能吃得飽足。

正餐吃飽以後，雞排、珍奶、甜點、蛋糕端到我面前，

也都能不為所動 我就是這樣對抗增胖惡魔的！

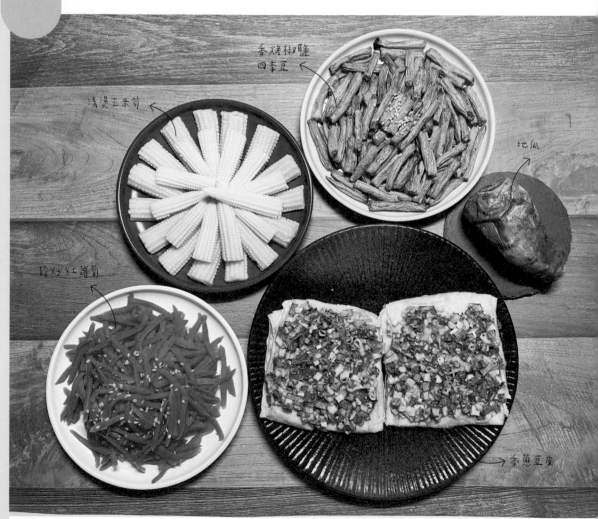

香烤椒鹽
四季豆

清燙玉米筍

地瓜

蒜炒紅蘿蔔

香蔥豆皮

蛋白質

香蔥豆皮

材料 生豆皮、蛋、蔥花、橄欖油、鹽巴、黑胡椒

步驟 1. 雞蛋、蔥花、鹽巴、黑胡椒拌勻備用。

2. 平底鍋抹一點橄欖油，將豆皮的表皮煎到微微的金黃色。

3. 烤盤鋪上烘焙紙，先放上豆皮，再將蔥花蛋液放在豆皮上，放入烤箱以上下火 160 度烘烤 8 分鐘即可。

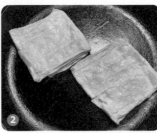
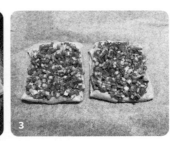
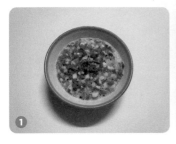

蔬菜

蒜炒紅蘿蔔

材料 紅蘿蔔、蒜末、橄欖油、鹽巴、白芝麻

步驟 1. 紅蘿蔔去皮刨絲。

2. 熱鍋加油，先炒香蒜末，再倒入紅蘿蔔絲拌炒，加入少量飲用水、蓋上鍋蓋燜煮 3 分鐘，掀蓋加鹽拌勻，裝盤撒上白芝麻即完成。

香烤椒鹽四季豆

材料 四季豆、胡椒鹽、橄欖油、白芝麻

步驟 1. 四季豆清洗、摘蒂頭、撕除粗纖維、切段。

2. 胡椒鹽、橄欖油、白芝麻拌勻，塗在四季豆上。

3. 放入烤箱以 160 度烘烤 15 分鐘即完成。

清燙玉米筍　玉米筍洗淨、川燙、撈起瀝乾即可裝盤。

澱粉

地瓜　市售退冰即食地瓜。

我也是從廚房小白開始的，就算到現在我也會在網路搜尋食譜，不斷學習與嘗試，只要一直練習，就會越來越上手的！

天貝偽大阪燒 ✕ 水蓮栗子

天貝不再只是乾煎或拌炒，
來試試新鮮吃法，試做這道偽大阪燒吧！

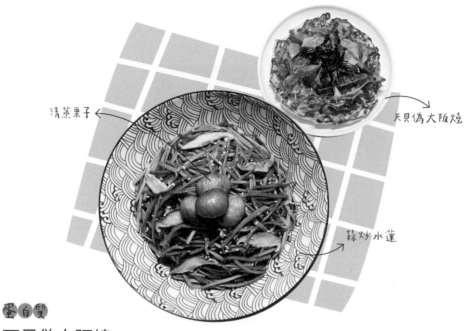

清蒸栗子 ←

天貝偽大阪燒

蒜炒水蓮

蛋白質

天貝偽大阪燒

材料 板豆腐、雞蛋、天貝、明太子、柴魚片、紅蘿蔔絲、高麗菜絲、蔥花、海苔絲、
醬油膏、白芝麻、橄欖油、鹽巴

步驟 1. 天貝切成小塊、板豆腐去除水分（可用鍋子裝水重壓豆腐）備用。

2. 高麗菜絲和紅蘿蔔絲加入鹽巴抓醃靜置，出水後擠乾水分備用。

3. 在食物調理機中放入天貝、豆腐、雞蛋，攪拌成細緻的霜狀。

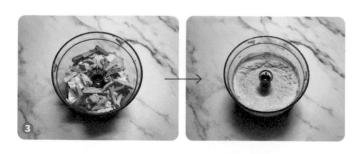

4. 再加入紅蘿蔔絲、高麗菜絲攪拌均勻。

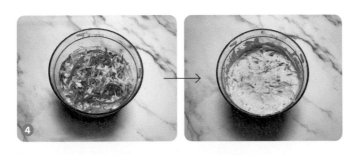

5. 平底鍋加熱，倒入 **4** 的材料，蓋鍋蓋以小火慢煎，將兩面煎熟。

6. 煎好裝盤，抹上醬油膏、明太子，撒上柴魚片、蔥花和白芝麻、
海苔絲即完成。

完成！

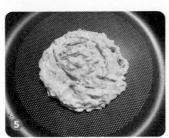
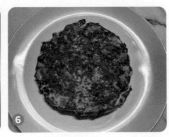
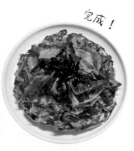

蔬菜

蒜炒水蓮

材料 水蓮、紅蘿蔔、鮮香菇、蒜末、橄欖油、白芝麻、鹽巴

步驟 1. 將水蓮切段，紅蘿蔔切絲，鮮香菇切絲。

2. 熱鍋倒油炒香蒜末，再放入紅蘿蔔絲、鮮香菇拌炒，聞到香氣時再放水蓮，
以大火快炒，加入鹽巴、白芝麻調味即完成。

澱粉

清蒸栗子

冰箱常備冷凍栗子仁，拿取要吃的分量裝碗，放入電鍋，
外鍋加入一杯水，開關跳起來後再燜 10 ～ 15 分鐘即可。

我們吃的是原型食物不是加工食品或藥品，
無法立即強效感受差異，
但健康就這樣天天夜夜點滴累積，
滋養成了喜歡再更喜歡的自己。

韓式無米拌飯 × 地瓜

雖然切菜備菜會需要花費一點時間，但我很享受料理時的獨處時刻，
能舒緩平時緊繃、快速的生活節奏。

如果想要快速上菜，可以將刀切改成刨絲，
並全部用清燙的方式，要吃的時候再淋上芝麻油、鹽巴即可。

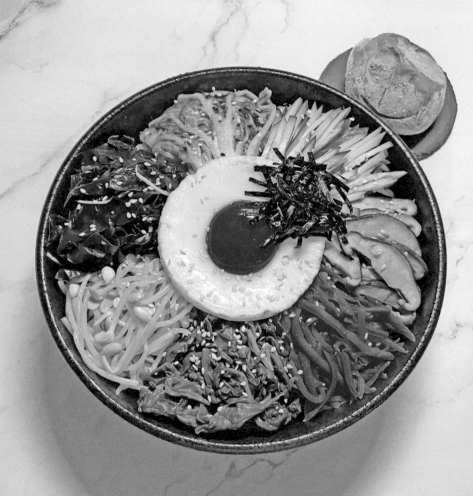

對於地雷食品，不是覺得可憐不能吃，
而是自己決定不要吃，所以沒有被剝奪感，
只有掌握住健康的幸福感。

蛋白質 蔬菜

韓式無米拌飯

材料 板豆腐、雞蛋、紅蘿蔔絲、鮮香菇片、小黃瓜絲、泡菜、海帶芽、黃豆芽、甜菠菜、海苔絲、白芝麻、韓國芝麻油、鹽、薑絲、蒜末、醬油

步驟 1. 熱鍋，倒入芝麻油炒紅蘿蔔絲，加鹽調味後盛起備用。

2. 熱鍋加入蒜末，待飄出蒜香再加入香菇拌炒，再加入醬油炒出醬香，盛起備用。

3. 海帶芽泡水膨發，川燙後撈起瀝乾，再加鹽巴、芝麻油、薑絲拌勻備用。

4. 川燙黃豆芽，燙熟後撈起瀝乾，加入芝麻油、鹽拌勻備用。

5. 川燙甜菠菜，燙熟後撈起瀝乾再放入冷水降溫，擠乾水分再加入芝麻油和鹽巴拌勻備用。

6. 煎太陽蛋、小黃瓜切絲備用。

7. 將板豆腐捏碎再加入雞蛋、鹽巴拌勻。

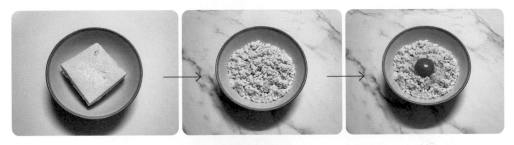

8. 熱鍋加入少量油，將板豆腐炒到乾燥蓬鬆狀，再盛起備用。

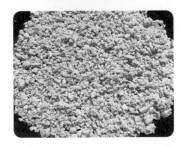

9. 依序將食材盛入碗中，最後撒上白芝麻、海苔絲即完成。

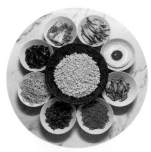

TIPS 食材可依照喜好替換，加入肉片、蝦仁、韓式拌飯醬、韓式辣椒等，都非常適合喔！

澱粉

地瓜 市售退冰即食地瓜。

烤天貝佐番茄北非蛋
× 南瓜蔬菜

廣泛的運用各種食材,就能將原型食物發揮得淋漓盡致。

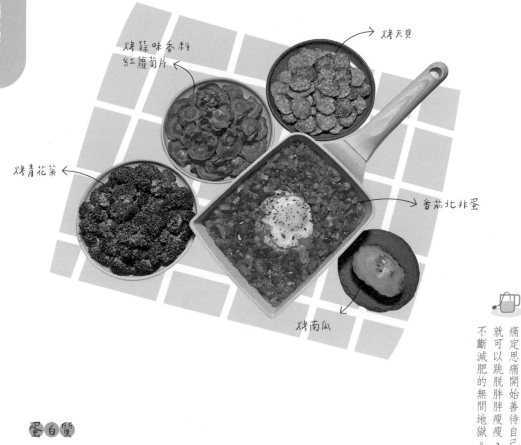

烤蒜味香料
紅蘿蔔片

烤天貝

烤青花菜

番茄北非蛋

烤南瓜

痛定思痛開始善待自己,
就可以跳脫胖胖瘦瘦、
不斷減肥的無間地獄。

蛋白質

烤天貝

材料 天貝、橄欖油

步驟 1. 將天貝切成薄片,鋪在烤盤上,再噴上一層薄薄的橄欖油,放入烤箱以 160
度烘烤 4 分鐘,翻面再烤 4 分鐘即可。

TIPS 可單吃香酥的天貝,也可以撒一點胡椒鹽或是沾番茄北非蛋享用。

蛋白質　蔬菜

番茄北非蛋

材料 雞蛋、牛番茄、洋蔥末、紅椒、黃椒、橄欖油、蒜末、鹽巴、黑胡椒、洋香菜葉、紅椒粉

步驟 1. 倒入橄欖油熱鍋，放入蒜末轉小火，煸出蒜香後放進切小塊的牛番茄，稍微拌炒再轉中大火翻炒，再轉小火煮 10 分鐘，盛起備用。

2. 熱鍋下橄欖油，將洋蔥末炒至半透明，加彩椒拌炒，加入 1 的番茄泥以小火煨煮，加入鹽巴、紅椒粉調味拌勻。

3. 在中間挖一個洞，打入雞蛋，蓋鍋蓋以小火煨煮至喜歡的熟度（我用沒有鍋蓋的玉子燒鍋料理，所以用錫箔紙折成蓋子蓋上），撒上黑胡椒和洋香菜葉即完成。

TIPS 市面上的北非蛋食譜很常運用番茄罐頭製作，可依照個人習慣斟酌的調整。

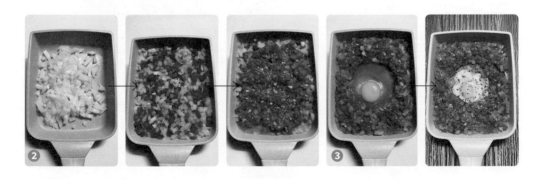

蔬菜

烤青花菜

青花菜混合橄欖油、鹽巴拌勻，放入烤箱以 160 度烘烤 15 分即完成。

烤蒜味香料紅蘿蔔片

紅蘿蔔片混合橄欖油、鹽巴、蒜味香料拌勻，放入烤箱以 160 度烘烤 15 分即完成。

澱粉

烤南瓜 南瓜刷洗外皮後切塊，放入烤箱以 160 度烘烤 15 分即完成。

涼拌毛豆 ✕ 鷹嘴豆彩蔬

五顏六色的料理看起來豐富精彩，會讓人誤以為製作起來很困難，

但很多事情光靠「想」就會覺得困難，

但當你動手開始時，一切就變得簡單了！

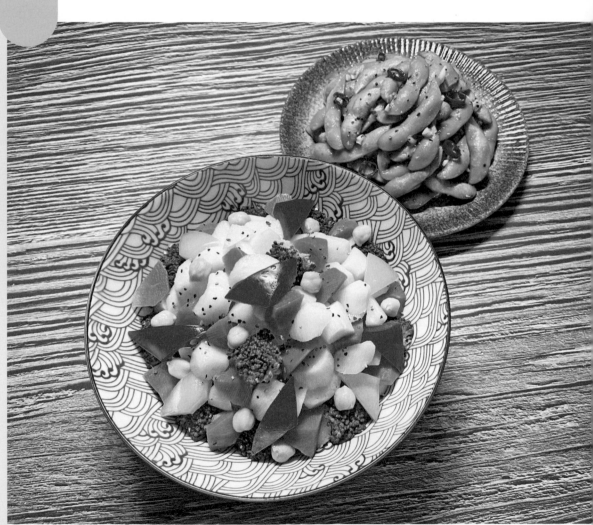

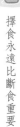

擇食永遠比斷食重要！

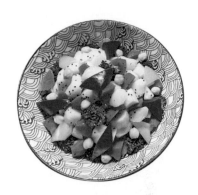

蛋白質

涼拌毛豆

材料　毛豆、蒜末、辣椒、鹽、香油、黑胡椒

步驟　**1.** 清洗毛豆，用剪刀稍微剪去頭尾。

　　　2. 煮一鍋水，加入鹽巴川燙毛豆約5分鐘，撈起泡入冰水中冰鎮，再撈起瀝乾。

　　　3. 將毛豆混合蒜末、辣椒、鹽、香油、黑胡椒拌勻即可。

TIPS　也可以像我一樣，購買市售即食毛豆，退冰後用剪刀剪去頭尾，再加入
調味料就可以享用了。

蔬菜

橄欖油拌彩蔬

材料　紅蘿蔔、青花菜、茭白筍、紅椒、黃椒、橄欖油、鹽巴

步驟　**1.** 將所有蔬菜切成適口大小，川燙後撈起瀝乾。

　　　2. 加入橄欖油、鹽巴拌勻即可。

澱粉

鷹嘴豆

鷹嘴豆洗淨泡水一晚，隔天將水倒掉，放入電鍋內鍋，加入蓋過豆子的水，外鍋加入
1～2杯水，開關跳起後將水瀝除，調味後即可享用。我通常一次煮較多分量，放涼
後冰在冷凍庫，想吃的時候取出退冰、過熱水或是放入烤箱以160度烘烤15分鐘。

涼拌雙色豆乾 × 地瓜時蔬

肚子留下適量蛋白質和澱粉的空間，
其他用各種蔬菜讓自己滿足飽足，就是幸福。

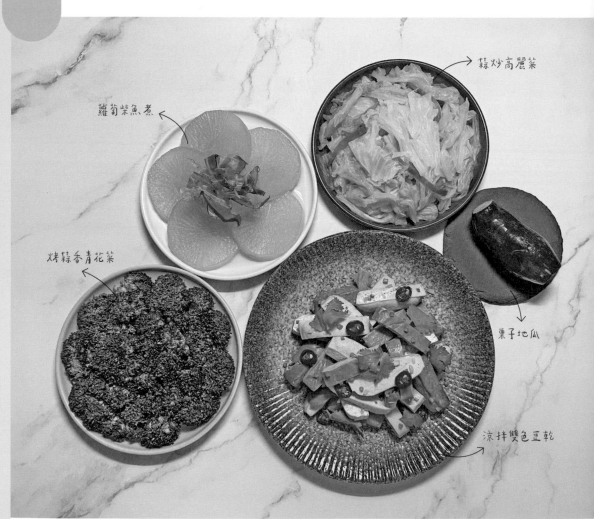

蘿蔔柴魚煮

蒜炒高麗菜

烤蒜香青花菜

栗子地瓜

涼拌雙色豆乾

蛋白質

涼拌雙色豆乾

材料 雙色豆乾、辣椒、香菜、蒜末、醬油膏、烏醋、香油、鹽巴

步驟 1. 將一鍋水加鹽煮沸，倒入切片豆乾煮約 3 分鐘。

2. 將豆乾撈起瀝乾，靜置冷卻，再加入辣椒、香菜、蒜末、醬油膏、烏醋、香油拌勻即可。

蔬菜

蒜炒高麗菜

材料 紅蘿蔔、高麗菜、蒜末、橄欖油、鹽巴

步驟 1. 高麗菜用手剝開，梗處切小段與葉片分開放置。

2. 紅蘿蔔切成絲。

3. 炒鍋倒油先爆香蒜末，放入高麗菜梗拌炒，再加入高麗菜葉和紅蘿蔔絲拌炒到喜歡的脆度，加鹽巴調味拌炒均勻即可。

烤蒜香青花菜

材料 青花菜、橄欖油、鹽巴、蒜味香料

步驟 青花菜混合所有材料拌勻，放入烤箱以 160 度烘烤 15 分鐘。

蘿蔔柴魚煮

材料 白蘿蔔、柴魚片、醬油、水

步驟 1. 將水煮沸，關火，放入柴魚片浸泡約 10 分鐘撈出。

2. 放入白蘿蔔、醬油，蓋上鍋蓋以小火燜煮到蘿蔔變透，再裝盤淋上少量湯汁、撒柴魚片即完成。

澱粉

栗子地瓜　市售退冰即食地瓜。

挑選天然食材、調整均衡比例、掌握適宜分量、放慢咀嚼速度、有意識的吃喝，善用正念飲食呵護自己。

毛豆堅果蔬食餐

有時候就是只想放空、好想發懶,不想煮的時候怎麼辦?
那就不要煮啊!利用市售的即食產品,立即輕鬆享用。

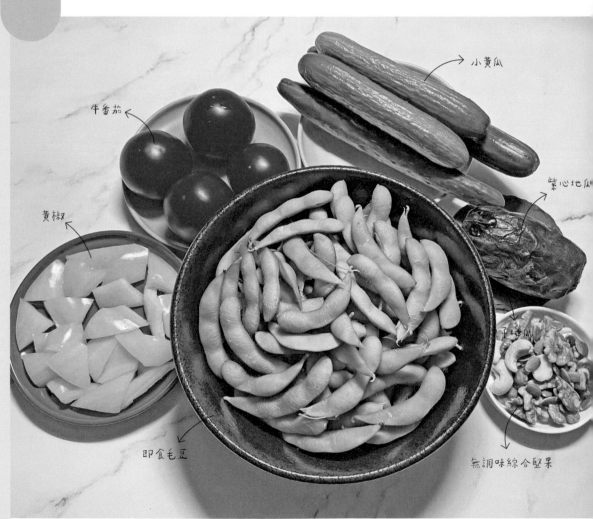

小黃瓜

牛番茄

紫心地瓜

黃椒

栗子地瓜

即食毛豆

無調味綜合堅果

櫛瓜椒鹽天貝 × 地瓜彩蔬

這餐的蛋白質是天貝，天貝是印尼傳統食材，由黃豆製成。
紫色的娃娃菜很少見，吃起來的口感和一般綠色娃娃菜差不多。

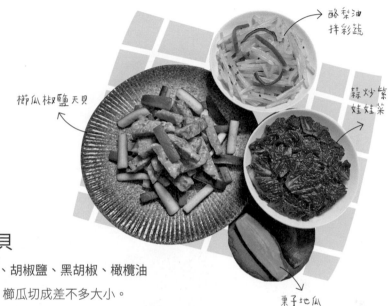

酪梨油拌彩蔬

櫛瓜椒鹽天貝

蒜炒紫娃娃菜

栗子地瓜

蛋白質 蔬菜

櫛瓜椒鹽天貝

材料 天貝、櫛瓜、胡椒鹽、黑胡椒、橄欖油

步驟 1. 將天貝、櫛瓜切成差不多大小。

2. 平底鍋熱鍋倒油，將天貝表面煎至金黃色，盛起備用。

3. 同一鍋中再加入少許油，煎炒櫛瓜到熟，再加入天貝、胡椒鹽拌炒均勻，盛盤撒上黑胡椒即完成。

蔬菜

酪梨油拌彩蔬

材料 紅蘿蔔、豆芽菜、黃椒、黑木耳、酪梨油、鹽巴

步驟 1. 紅蘿蔔、黑木耳、黃椒切絲，所有食材川燙後撈起瀝乾。

2. 加入酪梨油、鹽巴拌勻即可。

蒜炒紫娃娃菜

材料 紫娃娃菜、蒜片、橄欖油、鹽巴

步驟 1. 娃娃菜洗淨切成寬約 1 公分（梗和葉分開）。

2. 熱鍋倒油放入蒜片炒香，再放入娃娃菜梗拌炒至軟，再放入娃娃菜葉拌炒，加鹽巴調味即完成。

澱粉

栗子地瓜

市售退冰即食地瓜。

63

千張蝸牛蔥餅 × 芋頭彩蔬

千張是由黃豆所製成的豆製品，薄薄的一片很適合用來取代麵皮，
做出各種美味的創意料理。

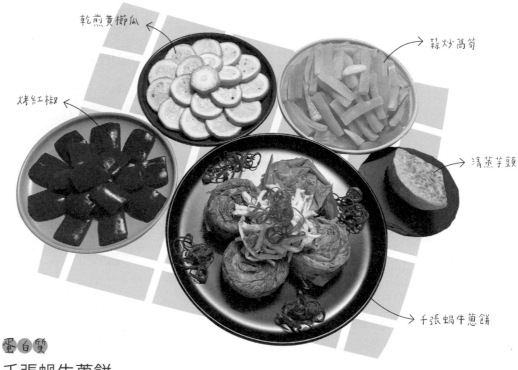

乾煎黃櫛瓜

蒜炒萵筍

烤紅椒

清蒸芋頭

千張蝸牛蔥餅

蛋白質

千張蝸牛蔥餅

[材料] 千張、雞蛋、蔥、白胡椒、鹽巴、香油

[步驟] **1.** 將蔥洗淨、擦乾、切末，加入香油、鹽、白胡椒調味拌勻。將蛋打勻備用。

2. 將蔥花鋪在千張上，慢慢捲起。

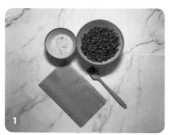 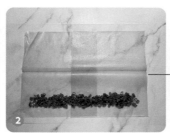 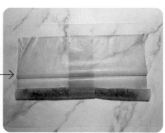

3. 接口處刷上蛋液，再從右方捲成蝸牛捲狀。

4. 將千張蝸牛蔥餅放入平底鍋中，以小火將兩面煎香（亦可放入烤箱以 180 度烘烤 15 分鐘）。

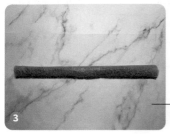
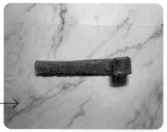
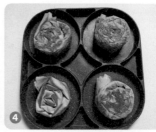

5. 將剩餘蛋液煎成蛋皮、切絲，將千張蝸牛蔥餅、蛋絲、蔥絲擺盤即完成。

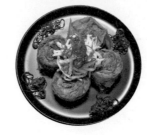
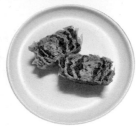

蔬菜

蒜炒萵筍

[材料] 萵筍、蒜片、鹽巴、橄欖油

[步驟] 1. 熱鍋倒油爆香蒜片。

2. 加入萵筍拌炒，加入鹽巴調味即完成。

乾煎黃櫛瓜

[材料] 櫛瓜、鹽巴

[步驟] 1. 櫛瓜洗淨切片。

2. 鍋中刷上一點油，放入櫛瓜片，以小火將兩面煎香。

3. 起鍋前撒上一點鹽巴或胡椒鹽即完成。

烤紅椒　紅椒加入橄欖油、鹽巴拌勻，放入烤箱以 160 度烘烤 5 分鐘即可。

澱粉

清蒸芋頭　可購買已處理好的冷凍芋頭塊，放入電鍋，外鍋加入一杯水蒸熟即可。

渴望健康，別再觀望，
看著目標，就在前方，
啟程出發，才能到達。

哈佛蔬菜魚片味噌豆乳鍋

哈佛蔬菜湯是一道非常有名的湯品，是由哈佛醫學院的高橋弘醫師
所提出的「抗癌蔬菜湯」，攝取豐富植化素對身體好處多多。
基本的食材有高麗菜、洋蔥、帶皮紅蘿蔔、帶皮南瓜，
我多加入了豆皮、魚片、無糖豆漿、味噌增加變化。

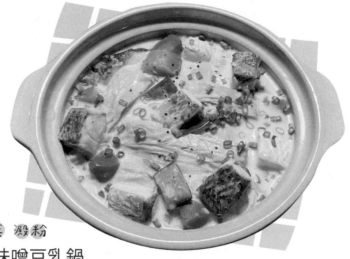

減肥不是目的、數字不具意義！
讓身心靈回歸該有的健康，
才是我想跟妳訴說的那種美好成果。

蛋白質 蔬菜 澱粉

蔬菜魚片味噌豆乳鍋

[材料] 鱸魚片、生豆皮、無糖豆漿、高麗菜、紅蘿蔔、洋蔥、白玉蘿蔔、玉米筍、昆布、南瓜、蔥、薑片、味噌、黑胡椒

[步驟] 1. 泡發昆布備用。將各種蔬菜清洗乾淨、切成適口大小備用。

2. 將蔬菜、南瓜放入鍋中，並加水淹過食材，以大火煮滾後再轉小火，蓋上鍋蓋燜煮 20 分鐘，即完成哈佛蔬菜湯底。

3. 放入魚片和切成條狀的生豆皮繼續烹煮，煮熟後關火加入無糖豆漿，並用小濾網將味噌拌入，拌勻後開小火加熱一下即可關火，撒上蔥花、黑胡椒即完成。

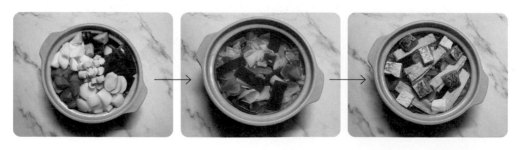

香滷彩蔬豆乾 × 即食地瓜

提高植物性蛋白質攝取的頻率，適時減少食用紅肉的次數，
照顧身體就是從點點適滴的改變做起。

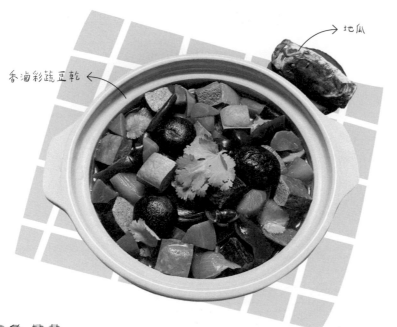

→ 地瓜

香滷彩蔬豆乾 ←

我覺得這樣的自己超帥！
對自己該狠就狠，才可以要美就美，
不靠任何產品，靠自己就可以，

蛋白質 蔬菜

香滷彩蔬豆乾

[材料] 豆乾、紅蘿蔔、白蘿蔔、杏鮑菇、海帶結、洋蔥、乾香菇、薑片、蔥段、滷包、醬油、香油、鹽巴、香菜

[步驟] 1. 川燙豆乾約2分鐘，撈起、瀝乾、放涼、裝袋、放置冷凍（於前一天前置作業）。

2. 乾鍋放入杏鮑菇煸出水分，倒入香油下薑片、蔥段、洋蔥、紅蘿蔔、乾香菇拌炒，待洋蔥炒至微微透明，放入已退冰的豆乾、白蘿蔔、海帶結、滷包、醬油、鹽巴、淹過食材的清水煮滾後，蓋上鍋蓋以小火燜煮40分鐘，最後撒上香菜即完成。

澱粉

地瓜　　市售退冰即食地瓜。

豆乾漢堡 × 栗子高麗菜

把豆乾當作餅皮，夾上番茄、蛋、香菜，再灑上花生粉，
像漢堡又像刈包，一口咬下，滿足極了！也可以替換成泡菜、酸菜、
五花肉等食材，組合出自己喜歡的幸福味道。

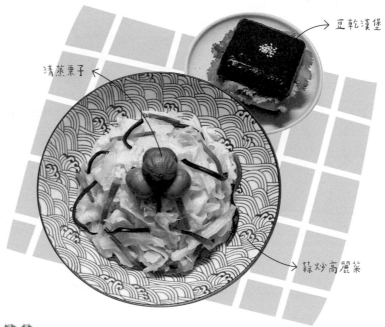

清蒸栗子

豆乾漢堡

蒜炒高麗菜

蛋白質 蔬菜

豆乾漢堡

[材料] 大黑豆乾、太陽蛋、番茄、香菜、無糖花生粉、蔥段、辣椒、蒜頭、白芝麻、醬油、橄欖油、蒜炒高麗菜

[步驟] 1. 豆乾川燙約 3 分鐘，撈起、瀝乾、放涼備用。

2. 炒鍋冷油放入蔥段、蒜頭、辣椒，以小火煸香約 5 分鐘，待飄出香味後加水和醬油煮滾。

[TIPS] 還可依喜好加入薑片、香菜、八角、花椒、甘草等香料。

3. 將豆乾從中間橫切開來，放進 2 的滷汁中，以大火煮滾後再轉小火燜煮約 15 分鐘後關火。

[TIPS] 若有時間，建議可放置冰箱一晚，隔天加熱煮滾，再稍微收汁會更入味喔！

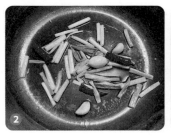
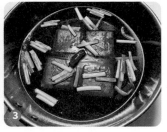

4. 先在盤子裡放一片豆乾,再依序放上蒜炒高麗菜、番茄片、太陽蛋、香菜、無糖花生粉、蓋上豆乾,裝飾白芝麻即完成。

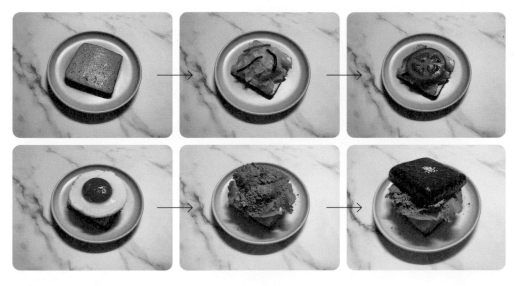

蔬菜

蒜炒高麗菜

材料 高麗菜、紅蘿蔔、黑木耳、橄欖油、蒜片、鹽巴

步驟 **1.** 高麗菜用手剝開,梗處切小段與葉片分開放置。

2. 炒鍋倒油爆香蒜片,放入高麗菜梗拌炒,加入高麗菜葉和紅蘿蔔絲、黑木耳絲拌炒到熟,加入鹽巴調味拌炒均勻即完成。

澱粉

清蒸栗子

冰箱常備冷凍栗子仁,拿取要吃的分量裝碗,放入電鍋,外鍋加入一杯水,開關跳起來後再燜 10 ～ 15 分鐘即可。

茄燒豆皮娃娃菜 × 清蒸芋頭

先將豆皮煎焦香後再煨煮,可以更添美味,
菇類先炒乾可以幫助吸飽湯汁更加可口,不過如果沒時間的話,
這些步驟也可以省略,
依照自己方便的方式烹調即可。

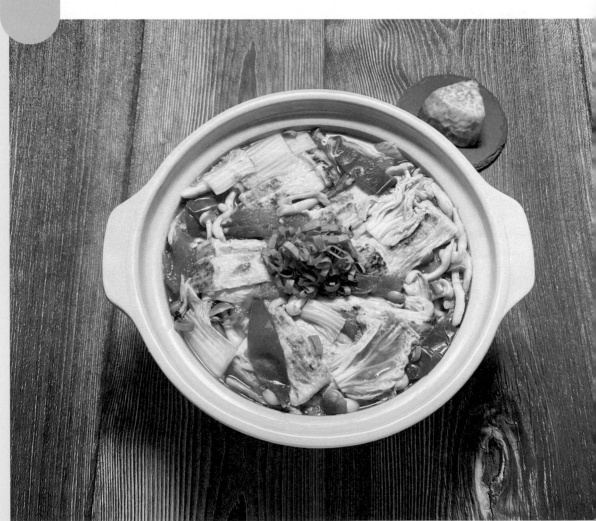

蛋白質　蔬菜

茄燒豆皮娃娃菜

材料 生豆皮、番茄、娃娃菜、雪白菇、鴻喜菇、蔥花、蒜片、醬油、水、橄欖油

步驟 **1.** 砂鍋倒入橄欖油，放入蒜片轉小火煸出蒜香後，放進切塊牛番茄，稍加拌炒以中火煮滾再轉小火燜煮至軟爛。

2. 生豆皮煎至表面呈金黃色，放涼後手撕粗條備用。

3. 雪白菇、鴻喜菇以乾鍋炒到出水收乾，盛起備用。

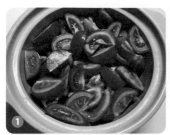 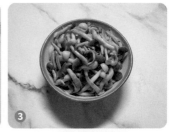 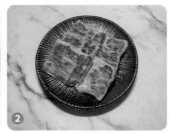

4. 待 1 番茄湯汁變濃，取出番茄皮、放入娃娃菜梗處拌炒軟，再放入娃娃菜葉、水和少許醬油，蓋上鍋蓋燜煮，最後放入豆皮、雪白菇、鴻喜菇燜煮入味，擺放蔥花即完成。

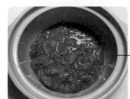 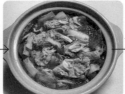 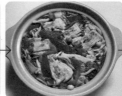 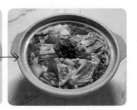

澱粉

清蒸芋頭

可購買已處理好的冷凍芋頭塊，放入電鍋，
外鍋加入一杯水蒸熟即可。

社群媒體只能看到表象的美好，卻是我用淚和汗譜寫的真實人生，要看起來天差到地，只有自己知道得付出多少努力。

如意十香菜 × 清蒸栗子

十香菜又叫如意菜或素什錦，傳統料理方式是將十種食材分開拌炒再混合拌勻，因為我是懶媽媽，所以依照食材易熟度依序加入鍋中拌炒。一般的十香菜的基本食材會有豆乾、黃豆芽、乾香菇、紅蘿蔔、金針花、黑木耳、芹菜，但可以依照個人喜好替換。

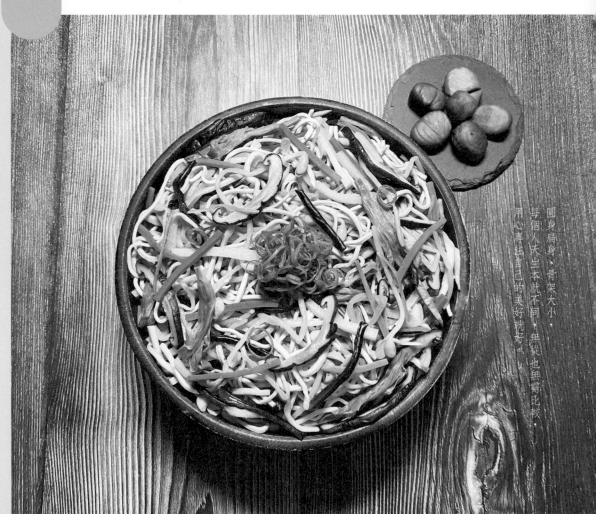

躍身扁身、骨架大小
每個人天生本就不同，無從也無需比較，
用心專注自己的美好就好。

蛋白質 蔬菜

如意十香菜

材料 豆乾絲、黃豆芽、乾香菇、紅蘿蔔、金針花、真空沙拉筍、榨菜、黑木耳、杏鮑菇、芹菜、香油、醬油、白胡椒、蔥絲

步驟
1. 豆乾絲、黃豆芽分別稍微川燙、瀝乾備用。

2. 乾香菇清洗、泡水、切絲備用。榨菜絲清洗、泡水、瀝乾備用。

3. 金針花清洗、泡水、瀝乾、去蒂頭備用。

4. 所有食材切絲備用。

5. 熱鍋倒入香油再放入乾香菇拌炒出香味，再放入紅蘿蔔、金針花拌炒。

6. 放入榨菜、黑木耳、杏鮑菇拌炒，再加入黃豆芽、豆乾絲拌炒，最後加芹菜絲、竹筍絲、醬油、白胡椒拌炒，起鍋前加香油增香，裝碗擺上蔥絲即完成。

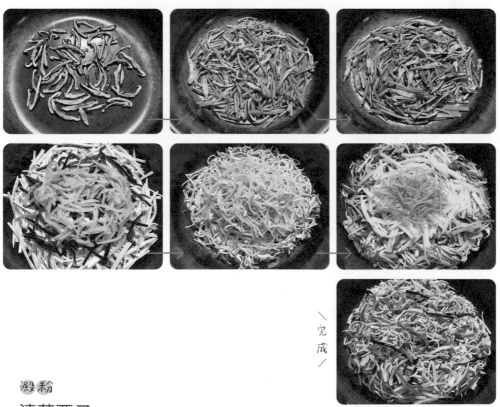

＼完成／

澱粉

清蒸栗子

冰箱常備冷凍栗子仁，拿取要吃的分量裝碗，放入電鍋，
外鍋加入一杯水，開關跳起來後再燜 10 ～ 15 分鐘即可。

無澱粉芝麻燒餅
╳ 彩蔬鷹嘴豆

把千張放入已預熱烤箱 180 度烘烤 5 分鐘，就會非常酥脆，
還來不及包餡料，就被孩子們搶食吃光。
用烤的酥脆、用煎的鬆軟，可以依照自己喜歡的口感製作。

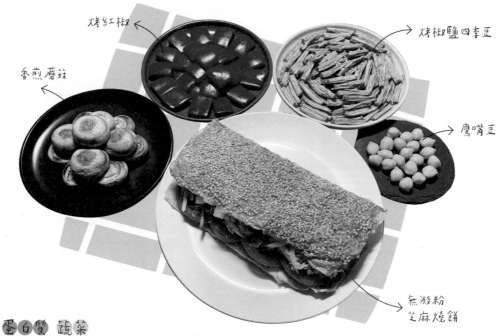

烤紅椒

烤椒鹽四季豆

香煎蘑菇

鷹嘴豆

無澱粉
芝麻燒餅

蛋白質 蔬菜

無澱粉芝麻燒餅

材料 千張、鮪魚罐頭、雞蛋、番茄、黃椒、小黃瓜、紫洋蔥、白芝麻、鹽巴、黑胡椒

步驟 1. 將蛋打勻，加鹽巴拌勻備用。

2. 鮪魚瀝乾油（水），加入紫洋蔥末、小黃瓜絲、黑胡椒拌勻備用。

3. 準備一張千張鋪平，用刷子在千張上塗滿蛋液，撒上「少量」芝麻；再壓上第
二張千張，塗滿蛋液，撒「少量」芝麻；接著壓上第三張千張、塗滿蛋液、「撒
滿」白芝麻。

4. 平底鍋熱鍋加入少許油，將灑滿芝麻的那面千張朝下入鍋，將剩餘蛋液倒在千
張上方抹勻，將兩面煎香。

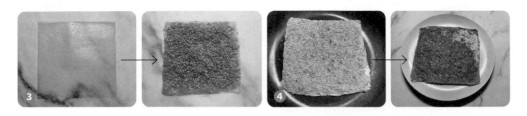

5. 煎好的千張燒餅盛盤，依序包入番茄片、鮪魚、黃椒絲即完成。

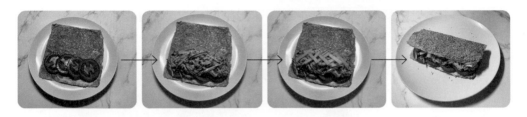

蔬菜

烤紅椒　紅椒切小塊，加入橄欖油、鹽巴拌勻，放入烤箱以 160 度烘烤 5 分鐘即完成。

香煎蘑菇

材料　蘑菇、鹽巴

步驟　1. 鍋中刷一點油，放入蘑菇煎香。
　　　2. 起鍋前撒一點鹽巴即完成。

烤椒鹽四季豆

材料　四季豆、胡椒鹽、橄欖油、白芝麻

步驟　1. 四季豆清洗、摘除蒂頭、撕除粗纖維、切段。
　　　2. 四季豆混合胡椒鹽、橄欖油、白芝麻拌勻。
　　　3. 放入烤箱以 160 度烘烤 15 分鐘即完成。

澱粉

鷹嘴豆

鷹嘴豆洗淨泡水一晚，隔天將水倒掉，放入電鍋內鍋，加入蓋過豆子的水，外鍋加入 1 ～ 2 杯水，開關跳起後將水瀝除，調味後即可享用。我通常一次煮較多分量，放涼後冰在冷凍庫，想吃的時候取出退冰、過熱水或是放入烤箱以 160 度烘烤 15 分鐘。

我們總怕對別人失禮，所以只好對不起自己，也許試著努力尋找平衡，無需委屈就可以皆大歡喜。

75

鹽烤虱目魚 × 哈佛蔬菜湯

好的油脂對人體非常重要，所以我的水煮蔬菜湯搭配油脂豐富的虱目魚肚，也可以隨著個人喜好加入各種肉品烹煮，有足夠的油脂就不需要再額外補充，當油脂不夠時，也可以搭配適量的堅果。

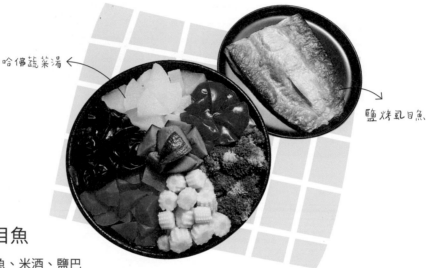

哈佛蔬菜湯 ←

→ 鹽烤虱目魚

蛋白質

鹽烤虱目魚

材料 虱目魚、米酒、鹽巴

步驟 1. 虱目魚清洗、擦乾，抹上米酒、鹽巴，靜置 5 ～ 10 分鐘，同時預熱烤箱。

2. 放入烤箱，以 180 度烘烤 15 分鐘即完成。

TIPS 各家烤箱溫度不太一樣，魚的大小也會影響烤的時間，可依照實際情況調整。

蔬菜 澱粉

哈佛蔬菜湯

材料 紅蘿蔔、高麗菜、洋蔥、番茄、川耳、白蘿蔔、青花菜、玉米筍、薑、南瓜、水、鹽巴

步驟 1. 將各種蔬菜清洗乾淨、切成適口大小。

2. 將蔬菜放入鍋中，並加入淹過食材的水量，開大火煮滾再轉小火，蓋上鍋蓋燜煮 20 分鐘即完成。

TIPS 原食譜燜煮 20 分鐘，不過我不喜歡煮很軟爛的番茄和青花菜，所以最後 2 分鐘才放入鍋，大家可依照自己喜好調整。

烤鯖魚 × 醋溜彩絲玉米

將鯖魚放入烤箱烘烤，完全不用技巧，輕鬆享受美味。

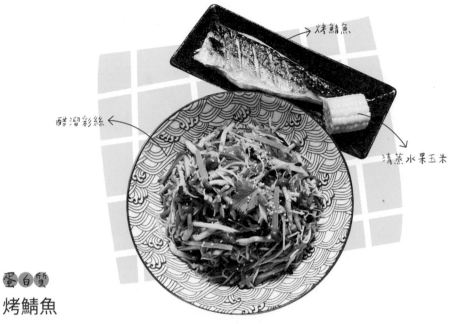

烤鯖魚

醋溜彩絲

清蒸水果玉米

蛋白質

烤鯖魚

步驟 **1.** 薄鹽鯖魚用紙巾吸乾水分後在魚皮上劃刀。

2. 烤盤鋪上烘焙紙，將魚皮朝上放入，烤箱以 180 度烘烤 15 分鐘即完成。

蔬菜

醋溜彩絲

材料 紅蘿蔔、鴻喜菇、黑木耳、金針菇、黃椒、小黃瓜、香菜、醬油、烏醋、香油、蒜末、白芝麻

步驟 **1.** 將所有食材切成絲狀。

2. 將黑木耳、鴻喜菇、金針菇入鍋乾炒，待出水收乾後盛起。

3. 炒鍋加油爆香蒜末，倒入紅蘿蔔絲拌炒，再倒入 **2** 拌炒。

4. 加入小黃瓜、黃椒、醬油、烏醋、香油拌炒均勻，盛起擺上香菜、撒白芝麻即完成。

澱粉

清蒸水果玉米　將玉米放入電鍋，外鍋加入一杯水蒸熟即可。

青蔥鱸魚湯 ✕ 地瓜五彩豆芽

冷冷的天氣，最適合來一碗青蔥鱸魚湯，暖身暖心又暖胃。

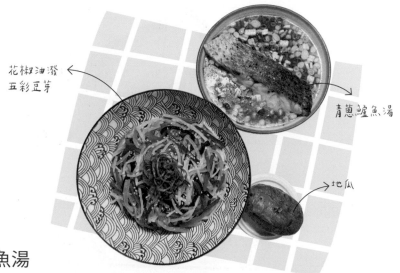

花椒油潑
五彩豆芽

青蔥鱸魚湯

地瓜

蛋白質

青蔥鱸魚湯

材料 鱸魚、薑片、蔥段、鹽巴、米酒、熱水、蔥花

步驟 1. 鱸魚片抹少量鹽巴靜置一會兒。切大量蔥花備用。

2. 爆香蔥段和薑片，爆香後取出，放入鱸魚將兩面煎香後，再將蔥薑回鍋，加入熱水和米酒，煮約 3 分鐘，加入鹽巴調味。

3. 魚片放入湯碗，倒入滾燙的鱸魚魚湯即完成

TIPS 也可以再加入白胡椒增香，或是加入嫩豆腐也很美味。

蔬菜

花椒油潑五彩豆芽

材料 豆芽菜、紅蘿蔔、黑木耳、四季豆、黃椒、紅椒、蒜末、蔥花、白芝麻、鹽、烏醋、醬油、橄欖油、花椒粒、蔥絲

步驟 1. 川燙豆芽菜、紅蘿蔔絲、黑木耳絲、四季豆、彩椒絲，撈起放涼備用。

2. 混合蒜末、蔥花、白芝麻、鹽、烏醋、醬油，加入 1 裡。

3. 鍋中倒入橄欖油，小火煸香花椒粒，待飄出香味，取出花椒粒。

4. 將 3 的熱油澆淋到 1 的碗裡後，混合所有食材攪拌均勻盛盤，擺上蔥絲即完成。

澱粉 地瓜　市售退冰即食地瓜。

鮪魚彩蔬 ╳ 清蒸南瓜

利用鮪魚罐頭加入各種蔬菜，享受一碗滿滿豐富營養的輕食沙拉。

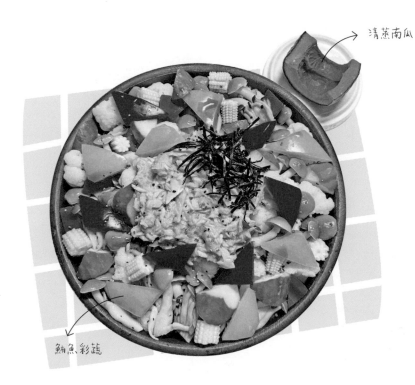

清蒸南瓜

鮪魚彩蔬

其實所有問題，都沒有標準答案，完美答案一定有，但如果無法達到也是枉然。找到專屬自己身體的密碼才是解方。

蛋白質　蔬菜

鮪魚彩蔬

[材料] 鮪魚罐頭、紅椒、黃椒、小黃瓜、紅蘿蔔、白花菜、玉米筍、鴻喜菇、海苔絲、黑胡椒、柴魚醬油

[步驟] 1. 川燙紅蘿蔔、白花菜、玉米筍、鴻喜菇，瀝乾放涼。

2. 將所有蔬菜和鮪魚擺放碗中，淋上柴魚醬油、撒上黑胡椒、海苔絲即完成。

澱粉

清蒸南瓜　　南瓜刷洗外皮切塊，放入電鍋，外鍋加入一杯水蒸熟即可。

烤鮭魚菲力 × 彩蔬花椰菜飯

有空閒時，喜歡讓下廚備菜多一點變化，雖然步驟繁複了一點，
但多花點心思，讓心靈得到滿足，享用起來也更加美味。

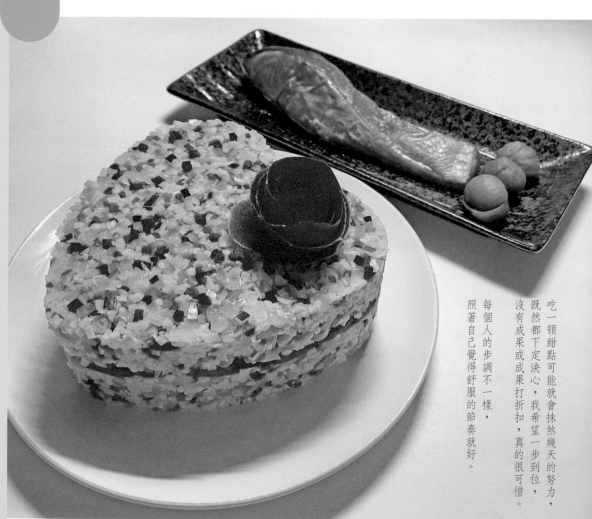

吃一頓甜點可能就會抹煞煞幾天的努力，
既然都下定決心，我希望一步到位，
沒有成果或成果打折扣，真的很可惜。

每個人的步調不一樣，
照著自己覺得舒服的節奏就好。

蛋白質

烤鮭魚菲力

材料 鮭魚菲力、鹽巴

步驟 **1.** 魚片清洗、擦乾，塗抹鹽巴，靜置 5 ～ 10 分鐘，同時預熱烤箱。

3. 放入烤箱，以 180 度烘烤 15 分鐘。

> TIPS 各家烤箱溫度不太一樣，魚的大小也會影響烤的時間，可依照實際情況
> 調整。

蔬菜

彩蔬花椰菜飯

材料 花椰菜米、紅蘿蔔、洋蔥、紫洋蔥、紅椒、黃椒、四季豆、蔥花、鹽巴

步驟 **1.** 市售冷凍花椰菜米帶有水分，先放入熱鍋中將水分炒乾（跟炒飯一樣，先把
飯炒鬆），再加入各種顏色的蔬菜、鹽巴拌炒。

2. 準備心型活底蛋糕模，把花椰菜米炒飯裝填至一半的高度，再放入番茄切
片，再繼續裝填花椰菜米，最後擺上番茄造型花朵即完成。

> TIPS 新鮮牛番茄用水果刀削皮捲成花朵造型，剩餘果肉切片。

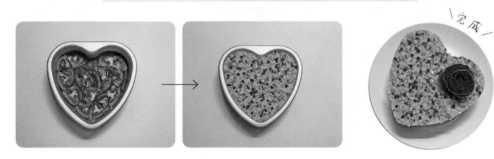
\完成/

澱粉

清蒸栗子

冰箱常備冷凍栗子仁，拿取要吃的分量裝碗，放入電鍋，
外鍋加入一杯水，開關跳起來後再燜 10 ～ 15 分鐘即可。

冬瓜虱目魚皮湯 × 芋頭彩蔬

每種食材的營養不同，各種魚肉海鮮、各式蔬菜，
我會在每餐之間不斷交替食用，收集各種營養素。

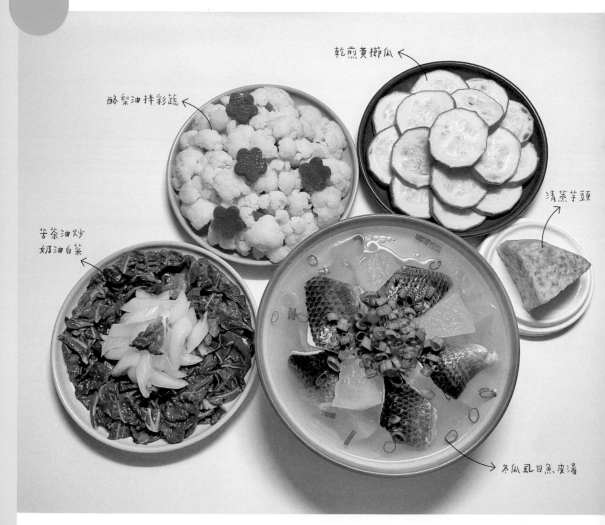

乾煎黃櫛瓜

酪梨油拌彩蔬

清蒸芋頭

苦茶油炒
奶油白菜

冬瓜虱目魚皮湯

蛋白質

冬瓜虱目魚皮湯

材料 虱目魚皮、冬瓜、薑絲、蔥花、香油、鹽

步驟 1. 煮一鍋水，水滾放入薑絲和冬瓜烹煮，以小火煮到冬瓜變透明軟爛。

2. 放入魚皮烹煮（魚皮很快熟，不用煮太久），起鍋前加鹽巴調味。

3. 盛起淋上香油、撒蔥花即完成。

蔬菜

酪梨油拌彩蔬

材料 紅蘿蔔、白花菜、酪梨油、鹽巴

步驟 蔬菜川燙、撈起、瀝乾，加酪梨油和鹽巴攪拌即完成。

乾煎黃櫛瓜

材料 黃櫛瓜、鹽巴、橄欖油

步驟 1. 黃櫛瓜洗淨切片。

2. 鍋中刷一點油，放入櫛瓜片，以小火將兩面煎香。

3. 起鍋前撒一點鹽巴或胡椒鹽即完成。

苦茶油炒奶油白菜

材料 苦茶油、奶油白菜、鹽巴、薑絲

步驟 熱鍋倒入苦茶油以小火煸香薑絲，倒入奶油白菜梗段拌炒，再倒入葉段、鹽巴快速拌炒即完成。

澱粉

清蒸芋頭

可購買已處理好的冷凍芋頭塊，放入電鍋，外鍋加入一杯水蒸熟即可。

善待身體，身體就會回應美好給你。

高麗菜鮪魚三明治
× 地瓜時蔬

蛋餅皮裡加入了好多高麗菜、金針菇，鮪魚餡裡也加入了小黃瓜、洋蔥，
滿滿的蔬菜，美味清爽又無負擔。

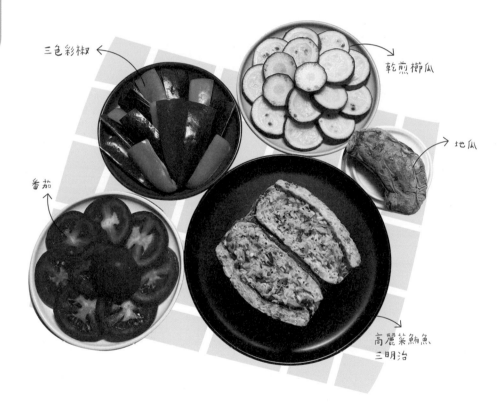

三色彩椒

乾煎櫛瓜

地瓜

番茄

高麗菜鮪魚
三明治

蛋白質　蔬菜

高麗菜鮪魚三明治

材料 鮪魚、蛋、紅蘿蔔、高麗菜、金針菇、紫洋蔥、小黃瓜、鹽巴、黑胡椒

步驟 1. 高麗菜絲、金針菇末撒鹽巴抓醃靜置，出水後將水分擠乾，加入紅蘿蔔絲、
雞蛋攪拌均勻。

2. 倒入平底鍋中，將高麗菜煎餅煎熟，煎厚實的兩片備用。

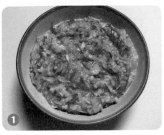 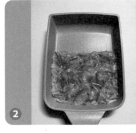 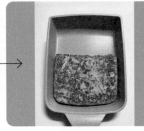

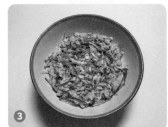

3. 鮪魚連同小黃瓜絲、紫洋蔥末、黑胡椒拌勻。
4. 將鮪魚蔬菜鋪在高麗菜煎餅上,再覆蓋上另一
片煎餅即完成。

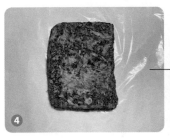 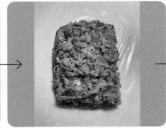 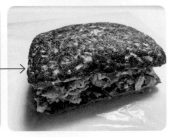

蔬菜
乾煎櫛瓜
[材料] 櫛瓜、橄欖油、鹽巴
[步驟] 1. 櫛瓜洗淨切片。
2. 鍋中刷一點油,放入櫛瓜片,用小火將兩面煎香。
3. 起鍋前撒上一點鹽巴或胡椒鹽即完成。

番茄　免煮切一切即可盛盤。

三色彩椒　免煮切一切即可盛盤。

澱粉
地瓜　市售退冰即食地瓜。

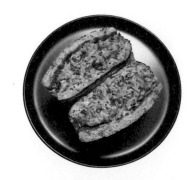

義式香料烤鯛魚 × 地瓜時蔬

鯛魚不論是用煎、煮、蒸、烤，都很美味，可以享用原味，
也可以搭配不同的調味料變化風味。

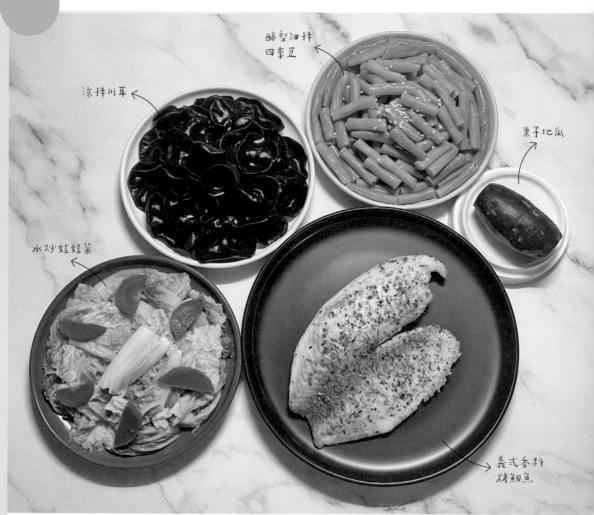

酪梨油拌
四季豆

涼拌川耳

栗子地瓜

水炒娃娃菜

義式香料
烤鯛魚

蛋白質

義式香料烤鯛魚

材料 鯛魚片、橄欖油、鹽巴、義式香料、黑胡椒

步驟 1. 鯛魚洗淨、擦乾、抹橄欖油、鹽巴、義式香料、黑胡椒靜置一會兒，同時間預熱烤箱。

2. 烤盤裡鋪上烘焙紙，再放入醃好的鯛魚，烤箱以 180 度烘烤 10 分鐘即完成。

蔬菜

水炒娃娃菜

材料 娃娃菜、紅蘿蔔、橄欖油、鹽巴

步驟 1. 鍋中放少量水，水滾放入紅蘿蔔片和娃娃菜梗，蓋上鍋蓋燜煮約 2 分鐘。

2. 開蓋放入娃娃菜葉、橄欖油拌勻，繼續蓋鍋燜一下，開蓋加鹽調味即完成。

酪梨油拌四季豆

材料 四季豆、酪梨油、鹽巴

步驟 1. 四季豆清洗、摘蒂頭、撕除粗纖維、切段。

2. 川燙四季豆、撈起、瀝乾。

3. 加入酪梨油和鹽巴拌勻即可。

涼拌川耳

材料 川耳、醬油膏、白醋、香油

步驟 1. 川燙川耳撈起、瀝乾。

2. 加入醬油膏、白醋、香油拌勻即完成（可依個人喜好加入嫩薑絲、蒜末、辣椒末或香菜）。

澱粉

栗子地瓜　市售退冰即食地瓜。

改變錯誤飲食習慣，
才能維持長久健康。
回到過往不健康的飲食習慣，
復胖絕對必然。

煙燻鮭魚 × 鷹嘴豆彩蔬

生活中總有忙碌或是不想下廚的時候，
這時除了善用免烹煮的即食產品外，像是番茄、甜椒、小黃瓜等食材，
切一切就可以食用，是忙碌時的好選擇，
永遠不要委屈了蔬菜的分量，彩虹食材強大力量超乎想像。

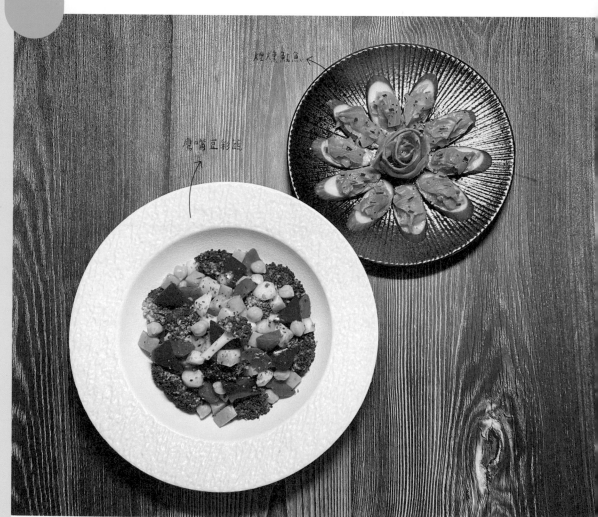

蛋白質　蔬菜

煙燻鮭魚

材料　市售退冰即食煙燻鮭魚、小黃瓜、紅椒、
紫洋蔥、黑胡椒

步驟　小黃瓜切片擺盤，將手撕煙燻鮭魚擺在
上方、鑲上紫洋蔥末、紅椒末、撒上黑
胡椒即完成。

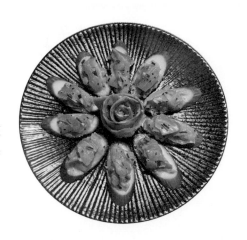

蔬菜

拌炒義式蒜香彩蔬

材料　紅椒、黃櫛瓜、青花菜、茭白筍、紅蘿蔔、蒜末、鹽巴、義式香草、黑胡椒

步驟　1. 川燙青花菜、茭白筍、紅蘿蔔撈起、瀝乾備用。

　　　2. 炒鍋倒油炒香蒜末，放入黃櫛瓜拌炒快熟，倒入紅椒、青花菜、茭白筍、紅
蘿蔔拌炒，加入鹽巴、義式香草、黑胡椒調味即完成。

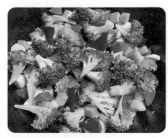 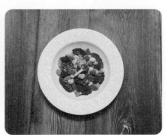

澱粉

鷹嘴豆

鷹嘴豆洗淨泡水一晚，隔天將水倒掉，放入電鍋內鍋，
加入蓋過豆子的水，外鍋加入 1 ～ 2 杯水，開關跳起
後將水瀝除，調味後即可享用。我通常一次煮較多分
量，放涼後冰在冷凍庫，想吃的時候取出退冰、過熱
水或是放入烤箱以 160 度烘烤 15 分鐘。

餐前思考要吃什麼的同時，
也盡可能想想上一餐吃了什麼，
甚至昨天、前天都各吃了什麼。
有意識的讓飲食均衡並且多元攝取，
把各種天然食材的營養都收集起來。

紙包鱸魚 × 地瓜菜滷

想吃清蒸魚，但魚太大、電鍋太小怎麼辦？
將紙包魚放進烤箱，也能有異曲同工之妙。

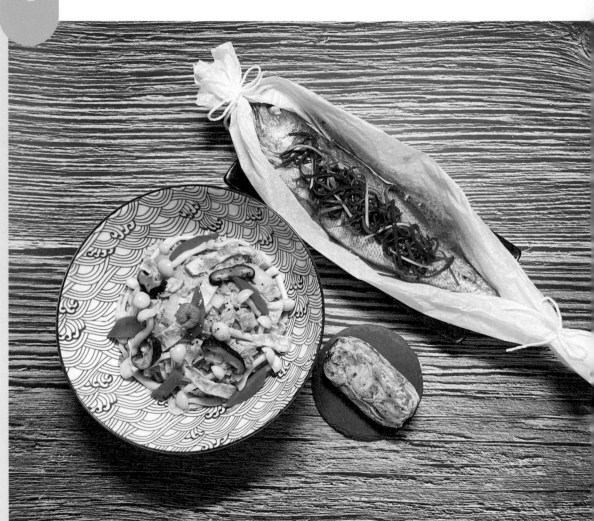

蛋白質

紙包鮸魚

材料　鮸魚、鹽巴、米酒、蔥段、薑片、蔥絲、薑絲、辣椒絲、香油、醬油

步驟　1. 整條魚清洗乾淨。肚子裡、魚骨上乾掉的黑血記得清洗乾淨，再用廚房紙巾內外擦乾。

2. 魚身抹上米酒和鹽巴靜置。

3. 取一張烘焙紙，紙長要比魚長。

4. 烘焙紙上鋪薑片、放魚、擺蔥段，烘焙紙摺好包好食材，兩側綁上棉線（也可以使用釘書機），放入烤箱以 180 度烤 15 分鐘。取出烤好的魚，將薑片和蔥段丟棄。

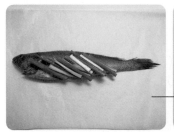 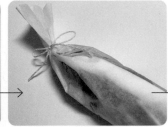 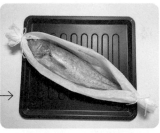

5. 先將蔥絲、薑絲、辣椒絲、醬油擺放碗中，熱鍋燒油，再將熱油澆淋於碗中，再將蔥絲、薑絲、辣椒絲放在魚上、淋上湯汁即完成。

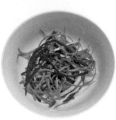

蛋白質　蔬菜

蛋皮娃娃菜滷

材料　蛋皮、金鉤蝦、乾香菇、紅蘿蔔、娃娃菜、雪白菇、白胡椒粉、醬油、鹽巴

步驟　1. 金鉤蝦沖洗瀝乾、乾香菇泡開切絲、紅蘿蔔切粗絲、娃娃菜洗淨切寬約 1 公分（梗和葉分開），所有食材處理好備用。

2. 煎蛋皮，切粗絲備用。

3. 熱鍋倒油炒香金鉤蝦和乾香菇，待香味出來，放入娃娃菜梗、雪白菇、紅蘿蔔，蓋鍋蓋以小火燜煮，再放入娃娃菜葉、白胡椒粉、醬油、鹽巴、蛋皮拌炒一下即完成。

澱粉

地瓜　市售退冰即食地瓜。

健康飲食無需繁瑣料理，隨自己喜好，煎、煮、水煮拌油、炒、烤、蒸、滷、氣炸都可以。

吻仔魚煎蛋 × 栗子三蔬

這道的蛋白質就交給吻仔魚和雞蛋了，
金黃色澤加上綠色蔬菜，
就是飽足營養的一餐。

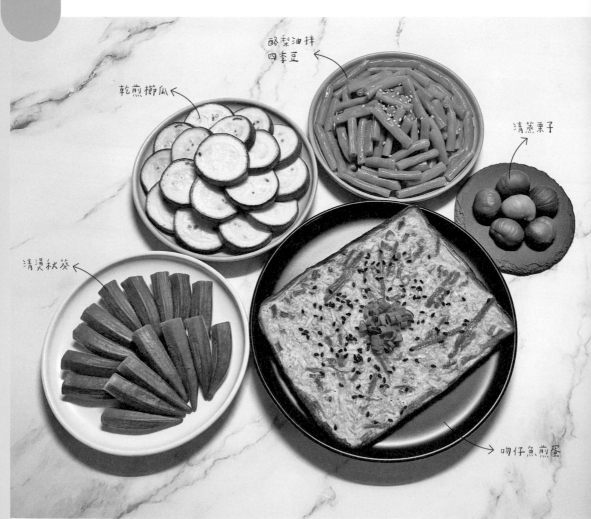

酪梨油拌
四季豆

乾煎櫛瓜

清蒸栗子

清燙秋葵

吻仔魚煎蛋

蛋白質

吻仔魚煎蛋

材料 吻仔魚、雞蛋、紅蘿蔔、蔥花、白胡椒、鹽巴、黑芝麻

步驟 1. 吻仔魚、雞蛋、紅蘿蔔、蔥花、白胡椒、鹽巴混合拌勻備用。

2. 平底鍋熱鍋，倒入混合完成蛋液、撒上黑芝麻，煎熟即完成。

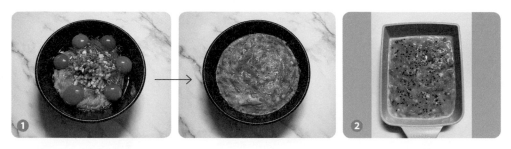

蔬菜

清燙秋葵　川燙秋葵、撈起泡冰水降溫即可盛盤。

酪梨油拌四季豆

材料 四季豆、酪梨油、鹽巴

步驟 1. 四季豆清洗、摘蒂頭、撕除粗纖維、切段。

2. 川燙四季豆、撈起、瀝乾。

3. 加入酪梨油和鹽巴拌勻即可。

乾煎櫛瓜

材料 櫛瓜、鹽巴

步驟 1. 櫛瓜洗淨切片。

2. 鍋中刷一點油，放入櫛瓜片，以小火將兩面煎香。

3. 起鍋前撒一點鹽巴或胡椒鹽即完成。

澱粉

清蒸栗子

冰箱常備冷凍栗子仁，拿取要吃的分量裝碗，放入電鍋，
外鍋加入一杯水，開關跳起來後再燜 10 ～ 15 分鐘即可。

糖毒是一種癮，
嗜糖可能會得到短暫的開心，
但戒糖會得到一個比全糖還甜的自己。

鮭魚味噌湯 × 南瓜時蔬

鮭魚有很多種變化吃法，
像是紙包鮭魚、鮭魚鹹派、煙燻鮭魚沙拉等，
而鮭魚味噌湯更是不能錯過的經典家常湯品。

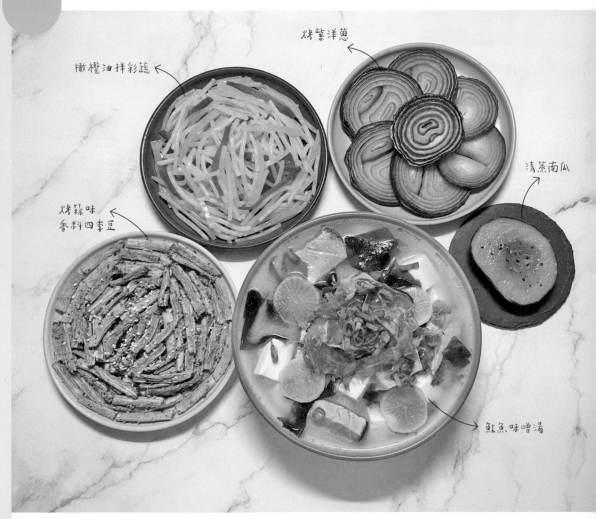

烤紫洋蔥

橄欖油拌彩蔬

清蒸南瓜

烤蒜味
香料四季豆

鮭魚味噌湯

蛋白質 蔬菜
鮭魚味噌湯

[材料] 鮭魚、嫩豆腐、海帶芽、白蘿蔔、柴魚片、蔥花、味噌

[步驟] **1.** 泡發海帶芽備用。

2. 白蘿蔔切薄片,連同冷水入鍋煮透後,再放入鮭魚塊煮滾。

3. 味噌放於小碗,撈取熱湯在碗中將味噌拌開。

4. 鍋中加入豆腐和海帶芽輕輕攪拌,倒入味噌拌開即可關火,盛起再撒上柴魚片和蔥花即完成。

蔬菜
橄欖油拌彩蔬

[材料] 紅蘿蔔、豆芽菜、黃椒、橄欖油、鹽巴

[步驟] **1.** 將所有食材切絲。

2. 川燙蔬菜、撈起、瀝乾。

3. 加入橄欖油、鹽巴拌勻即可

烤紫洋蔥
洋蔥切片平鋪烤盤,橄欖油混合鹽巴刷在表面上,放入烤箱以 160 度烘烤 15 分鐘即完成。

烤蒜味香料四季豆

[材料] 四季豆、蒜味香料、鹽巴、橄欖油、白芝麻

[步驟] **1.** 四季豆清洗、摘蒂頭、撕除粗纖維、切段。

2. 四季豆混合蒜味香料、鹽巴、橄欖油、白芝麻拌勻。

3. 放入烤箱以 160 度烘烤 15 分鐘即完成。

澱粉
清蒸南瓜

[材料] 南瓜、黑胡椒、橄欖油

[步驟] **1.** 南瓜刷洗外皮切塊,放入電鍋,外鍋加入一杯水蒸熟。

2. 裝盤後,刷一點橄欖油、撒黑胡椒即完成。

無需追求完美,
只需量力而為。

苦瓜炒小魚乾 ╳ 彩蔬煙燻豆包

這餐的蛋白質是小魚乾和煙燻豆包，
蔬菜有苦瓜、紅蘿蔔、黃椒、黑木耳、杏鮑菇絲等，
我的每一餐都由這麼多元豐富的原型食物組成。

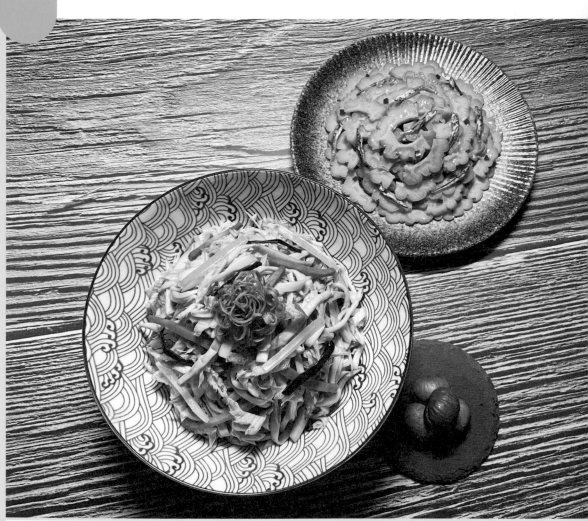

蛋白質 蔬菜

苦瓜炒小魚乾

材料 小魚乾、苦瓜、辣椒絲、薑絲、蒜末、鹽、米酒、香油、橄欖油

步驟
1. 苦瓜去籽切薄片，以滾水川燙 10 秒，撈起沖冷水再瀝乾備用。

2. 熱鍋倒油，小火拌炒薑絲、蒜末，待飄出香味，放入小魚乾炒到表面變色。

3. 倒入 1 苦瓜，加入鹽和米酒，拌炒到水分收乾，加入辣椒絲拌勻，盛盤淋上香油即完成。

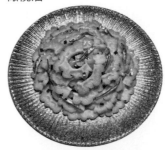

彩蔬煙燻豆包

材料 煙燻豆包、紅蘿蔔、黃椒、黑木耳、杏鮑菇絲、醬油膏、白胡椒、蔥絲

步驟
1. 杏鮑菇切成細條，乾鍋炒到出水，收乾撈起備用。

2. 炒鍋倒油放入紅蘿蔔絲和黑木耳絲拌炒，加入杏鮑菇絲、醬油膏、白胡椒炒勻，最後加入煙燻豆包絲、黃椒絲拌勻，盛盤擺上蔥絲即完成。

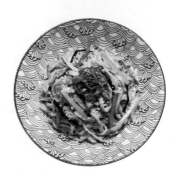

澱粉

清蒸栗子

冰箱常備冷凍栗子仁，拿取要吃的分量裝碗，放入電鍋，外鍋加入一杯水，開關跳起來後再燜 10 ～ 15 分鐘即可。

朋友都說我好厲害，
其實平凡如我，
生活日常沒有那麼多心靈雞湯，
我做的，就是專注每一個當下，
每一餐每一口都認真，
回過頭看，改變這麼大，
原來這就是，堅持的力量！

義式香草鮭魚豆腐堡 × 鷹嘴豆時蔬

因為愛吃，所以不斷研發出各種美味料理，用每一餐好好善待自己。

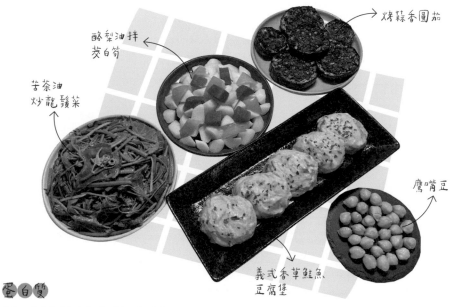

烤蒜香圓茄

酪梨油拌茭白筍

苦茶油炒龍鬚菜

鷹嘴豆

義式香草鮭魚豆腐堡

蛋白質

義式香草鮭魚豆腐堡

[材料] 鮭魚碎肉、板豆腐、一顆雞蛋（蛋白和蛋黃分開）、鹽巴、義式香草、洋香菜葉

[步驟] 1. 板豆腐去除水分後（可用鍋子裝水重壓豆腐），混合鮭魚碎肉、蛋白、鹽巴、義式香草，用食物處理機攪拌均勻。

2. 用小湯匙挖出鮭魚豆腐泥，放進烤盤並整成餅型。

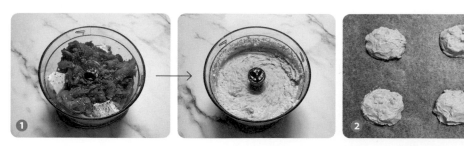

3. 放入烤箱以上下火 130 度烘烤 8 分鐘，在鮭魚豆腐堡表面刷上蛋黃液，反覆刷直到蛋黃液用完為止。

4. 撒上洋香菜葉，放入烤箱以 180 度烘烤 5 分鐘即完成。

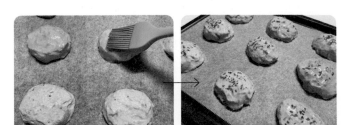

好好吃飯，可以讓身體舒服、心理滿足，不需要特別花力氣勉強自己，才會願意自然而然進行下去。

蔬菜

酪梨油拌茭白筍

材料　紅蘿蔔、茭白筍、黃椒、酪梨油、鹽巴

步驟　1. 將蔬菜切成適口大小。

2. 將蔬菜川燙、撈起、瀝乾，加入酪梨油和鹽巴攪拌即完成。

苦茶油炒龍鬚菜

材料　龍鬚菜、苦茶油、鹽巴、蒜片、薑絲

步驟　熱鍋倒油煸香蒜片和薑絲，加入龍鬚菜拌炒至熟，加鹽調味拌勻即完成。

烤蒜香圓茄

材料　圓茄、蒜末、洋蔥末、紅椒粉、蒜味香料、橄欖油、鹽巴

步驟　1. 圓茄切成厚片並在表面劃刀，放上烤盤。

2. 混合蒜末、洋蔥末、紅椒粉、蒜味香料、橄欖油、鹽巴，塗抹於圓茄上，放入烤箱以 160 度烘烤 15 分鐘即完成。

澱粉

鷹嘴豆

洗淨泡水一晚，隔天將水倒掉，放入電鍋內鍋，加入蓋過豆子的水，外鍋加入 1 ～ 2 杯水，開關跳起後將水瀝除，調味後即可享用。我通常一次煮較多分量，放涼後冰在冷凍庫，想吃的時候取出退冰、過熱水或是放入烤箱以 160 度烘烤 15 分鐘。

薑絲虱目魚肚湯
× 地瓜時蔬

我吃價格較為昂貴的魚肚、鮑魚、干貝，
也吃便宜的豆腐、豆皮，採買食材豐儉由人，
只要是天然食材都好，健康不會因為食材價格便宜就打了折扣。

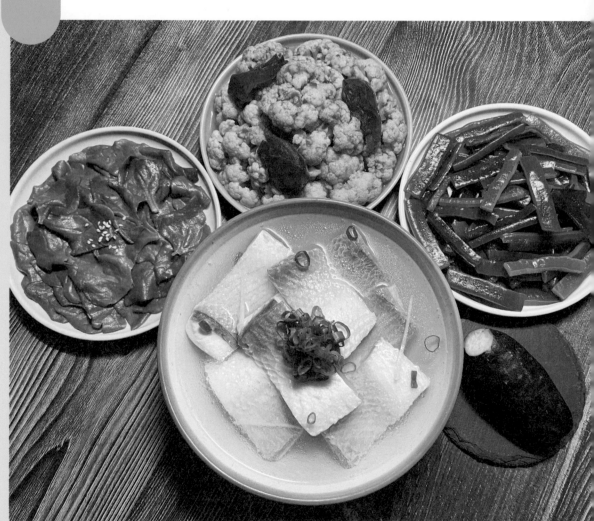

蛋白質

薑絲虱目魚肚湯

材料 虱目魚肚、薑絲、蔥花、鹽、米酒、白胡椒

步驟 1. 虱目魚清洗、切塊備用。

2. 煮一鍋水，放入薑絲、米酒煮滾後加鹽巴和白胡椒拌勻，關小火放入虱目魚塊，以小火煮 2 分鐘，裝碗撒上蔥花即完成。

蔬菜

番茄炒白花

材料 牛番茄、白花菜、鹽巴、蒜片、飲用水、橄欖油

步驟 1. 熱鍋下橄欖油爆香蒜片，拌炒番茄約 1～2 分鐘。

2. 倒入白花菜、一杯水拌炒，蓋鍋蓋以小火燜煮約 8～10 分鐘。

3. 開蓋確認白花椰菜是否上色，加鹽巴拌炒均勻即完成。

涼拌海帶根

材料 海帶根、醬油膏、白醋、香油

步驟 海帶根川燙 2～3 分鐘後加入醬油膏、白醋、香油攪拌均勻，也可以依照個人喜好加入薑絲、蒜末、辣椒或香菜等。

鵝油拌嫩葉菠菜

材料 嫩葉菠菜、鵝油香蔥

步驟 嫩葉菠菜川燙、撈起，加入市售鵝油香蔥拌勻即完成。

澱粉

栗子地瓜 市售退冰即食地瓜。

沒有一套方法適合所有人，就算同一套方法，也不一定適合所有時期的自己。

我一樣在嘗試、依舊在調整，嘗試減少紅肉比例，嘗試放慢用餐速度，嘗試減少每餐食量（雖然還是很多），知道自己需要，才有努力的方向，成為喜歡的自己，健康永遠是第一目標。

煙燻鮭魚櫛瓜蛋捲
× 南瓜時蔬

蛋捲內餡也可以隨自己喜好添加奶油乳酪、美生菜、乾酪等等，
讓享瘦幸福最大化。

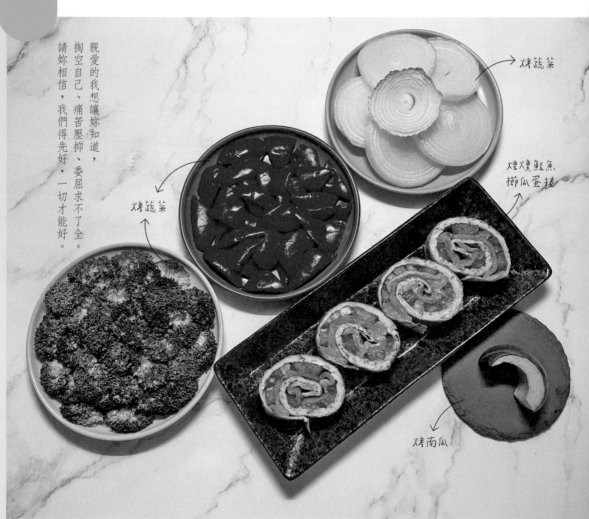

親愛的我想讓妳知道，
掏空自己、痛苦壓抑、委屈求不了全。
請妳相信，我們得先好，一切才能好。

烤蔬菜

烤蔬菜

烤南瓜

煙火燻鮭魚
櫛瓜蛋捲

蛋白質　蔬菜

煙燻鮭魚櫛瓜蛋捲

材料 一條櫛瓜、三顆雞蛋、煙燻鮭魚、番茄、鹽巴

步驟 1. 櫛瓜刨絲撒鹽靜置，擠乾多餘水分，混合雞蛋攪拌均勻。

2. 預熱烤箱，烤盤鋪上烘焙紙，倒入混合完成的蛋液，放入烤箱以 180 度烘烤 15 分鐘。

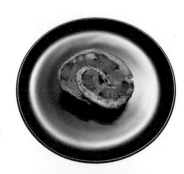

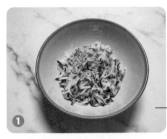 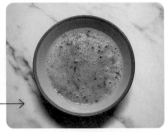 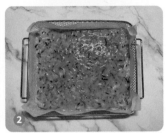

3. 待蛋皮冷卻，擺上番茄和煙燻鮭魚捲起，切塊即完成

TIPS 運用保鮮膜幫忙，更容易捲成緊實的蛋捲喔！

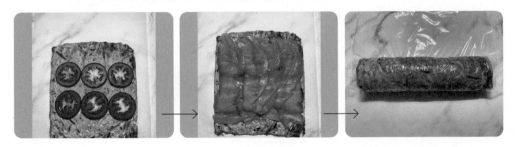

蔬菜

烤蔬菜

材料 紅椒、青花菜、牛奶洋蔥、橄欖油、鹽巴

步驟 橄欖油混合鹽巴，刷在洋蔥、青花菜、紅椒表面，平鋪在烤盤上，烤箱以 160 度烘烤 15 分鐘（紅椒最後 5 分鐘再放進烤箱即可）。

澱粉

烤南瓜 南瓜刷洗外皮切塊，放入烤箱以 160 度烘烤 15 分鐘即完成。

鮪魚洋蔥圈 × 南瓜時蔬

很多人以為一直吃原型食物會很乏味無趣，
其實透過一些小巧思，
也能吃出美味、吃出豐富口感。

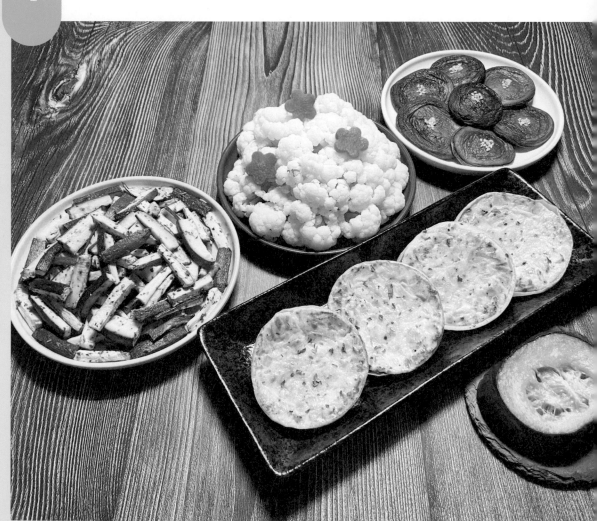

蛋白質 蔬菜

鮪魚洋蔥圈

材料 鮪魚、雞蛋、洋蔥、義式香草、黑胡椒、洋香菜葉

步驟 1. 洋蔥逆紋切圈，留下外層洋蔥圈，內層洋蔥切末。
2. 將鮪魚、雞蛋、洋蔥末、義式香草、黑胡椒攪拌均勻。
3. 在平底鍋中放入洋蔥圈，倒入混合蛋液，以小火將兩面煎熟，擺盤撒上洋香菜葉即完成。

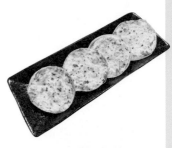

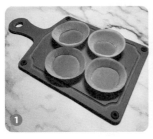
① 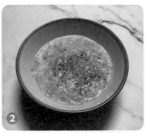 ② 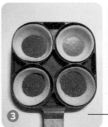 ③ 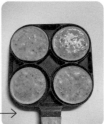 →

蔬菜

酪梨油拌白花菜

材料 紅蘿蔔、白花菜、酪梨油、鹽巴

步驟 將所有蔬菜川燙、撈起、瀝乾，加上酪梨油和鹽巴攪拌即完成。

烤義式香草櫛瓜條

材料 櫛瓜條、橄欖油、義式香草、鹽巴

步驟 將橄欖油、義式香草、鹽巴混合均勻，刷在櫛瓜表面，放入烤箱以 160 度烘烤 15 分鐘即完成。

乾煎香菇

材料 香菇、鹽巴、白芝麻

步驟 平底鍋抹少許油，將鮮香菇兩面煎香，撒鹽巴調味，裝盤擺放白芝麻即完成。

澱粉

清蒸南瓜　南瓜刷洗外皮切塊，放入電鍋，外鍋加入一杯水蒸熟。

少吃不會瘦，委屈不長久，不用吃得跟我一樣多，但一定要依照自己合適的分量，不挨餓、不過度才能長久健康。

芝麻柳葉魚 × 栗子杏鮑菇

柳葉魚利用米酒去腥、醬油增加醬香、撒上烤過的白芝麻更是香氣十足，
這樣完美組合，有機會一定要試試看喔！

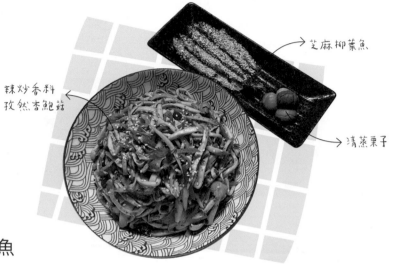

芝麻柳葉魚

辣炒香料
孜然杏鮑菇

清蒸栗子

蛋白質
芝麻柳葉魚

材料 柳葉魚、醬油、米酒、白芝麻

步驟 1. 柳葉魚洗淨、擦乾。

2. 將醬油混合米酒刷在柳葉魚表面、灑上白芝麻，
放入烤箱以上下火 160 度烘烤 20 分鐘即完成。

TIPS 可隨個人喜好增減烘烤時間與溫度。

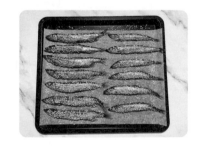

蔬菜
辣炒香料孜然杏鮑菇

材料 紅蘿蔔、黃椒、杏鮑菇、香菜、白芝麻、孜然粉、辣椒圈、蒜末、醬油膏、辣油

步驟 1. 川燙紅蘿蔔絲、黃椒絲，撈起放涼備用。

2. 杏鮑菇切成細條，乾鍋炒到出水收乾，倒油加入蒜末、紅蘿蔔絲、黃椒絲稍加
拌炒，再加醬油膏、孜然粉拌炒均勻。

3. 關火加入辣椒圈、香菜末、辣油拌勻，盛盤撒上白芝麻即完成。

澱粉
清蒸栗子
冰箱常備冷凍栗子仁，拿取要吃的分量裝碗，放入電鍋，外鍋加入一杯
水，開關跳起來後再燜 10 ～ 15 分鐘即可。

清蒸鱸魚 × 芋頭菜滷

小時候常聽長輩說，如果住院開刀，要吃鱸魚調理一下，可見其營養價值之高。鱸魚肉質細嫩、容易消化，是很好的蛋白質來源。

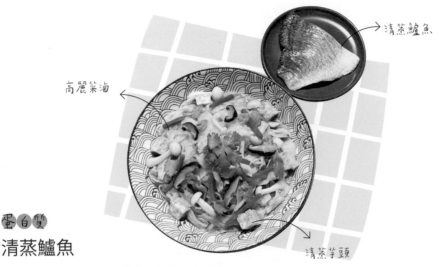

高麗菜滷

清蒸鱸魚

清蒸芋頭

蛋白質

清蒸鱸魚

材料 鱸魚片、薑片、蔥段、鹽巴、米酒

步驟 1. 魚片洗淨擦乾，抹上鹽巴和米酒。

2. 盤子下方擺放薑片、擺上魚片再擺放薑片和蔥段，放入電鍋，外鍋加入一杯水蒸熟即完成。

蔬菜

高麗菜滷

材料 金鉤蝦、乾香菇、紅蘿蔔、高麗菜、雪白菇、香菜、鹽巴、醬油、橄欖油

步驟 1. 金鉤蝦沖洗瀝乾、乾香菇泡開切絲、紅蘿蔔切絲。手剝高麗菜葉，高麗菜梗洗淨切成寬約1公分（梗和葉分開），所有食材處理好備用。

2. 熱鍋倒油炒香金鉤蝦、乾香菇，待香味出來，放入高麗菜梗拌炒。

3. 待菜梗稍軟，放入菜葉和其他食材、少量飲用水、醬油、鹽巴拌炒一下，蓋上鍋蓋燜煮到喜歡的軟硬度，盛盤擺放香菜即完成。

澱粉

清蒸芋頭　可購買已處理好的冷凍芋頭塊，放入電鍋，外鍋加入一杯水蒸熟即可。

茄汁鯖魚菇菇麵 × 栗子地瓜

這一鍋是我一人份的餐點,用了 10 顆牛番茄、1 顆洋蔥,

全程無加水,熬煮出蔬菜原汁原味,

加上 4 根大杏鮑菇,提供我滿滿的飽足感。

因為食量大,所以一直以來就是增加蔬菜量,

餐餐吃好吃飽,一樣能維持住身型。

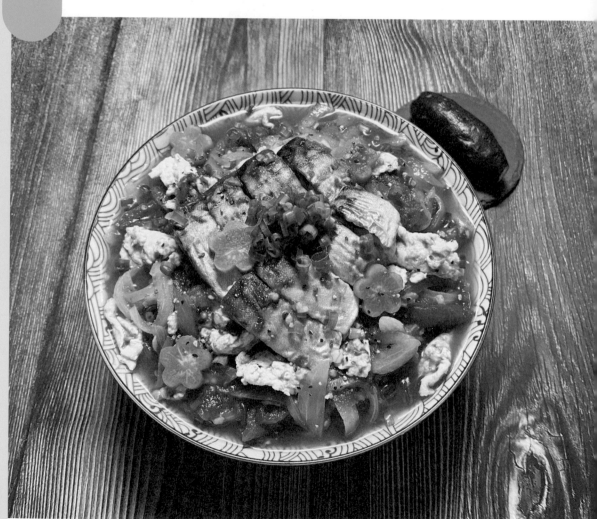

蛋白質　蔬菜

茄汁鯖魚菇菇麵

材料 鯖魚、雞蛋、番茄、洋蔥、杏鮑菇、紅蘿蔔、蔥花、醬油、烏醋、蒜末、薑絲、
橄欖油、黑胡椒

步驟 **1.** 鯖魚切塊，放入烤箱以 180 度烘烤 8 分鐘，取出備用。

> TIPS 因為使用市售薄鹽鯖魚料理，所以只稍加醬油提醬香，沒有另外加鹽。

2. 杏鮑菇切成細條，放入炒鍋以乾鍋炒到出水收乾，盛起備用。

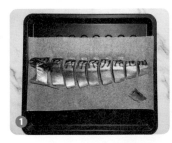 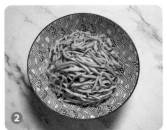

3. 鍋中倒油炒香雞蛋，盛起備用。

4. 砂鍋倒入橄欖油，放入蒜末轉小火，煸出蒜香後，放進洋蔥絲拌炒到半透明，
再加入切塊牛番茄，稍加拌炒並以中大火煮滾，再轉小火煮 10 分鐘，待湯
汁變濃取出番茄皮，加醬油調味，放入雞蛋、紅蘿蔔、鯖魚塊、薑絲燜煮入味。

> TIPS 將牛番茄冰放在冷凍庫，可以加速熬煮番茄醬的過程，湯頭也會更濃郁。

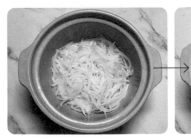 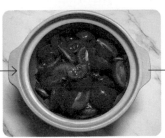 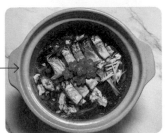

5. 將 **4** 所有湯料淋在杏鮑菇偽裝的麵條上，撒上蔥花、黑胡椒，淋上烏醋即完
成。

澱粉

栗子地瓜　市售退冰即食地瓜。

蘑菇鮭魚鹹派 × 鷹嘴豆時蔬

很多人對於我的大食量相當吃驚，
這真的是一人份？吃這麼多真的都不會胖？
聽別人說，不如自己做，試試看也許也能體會美好成果。

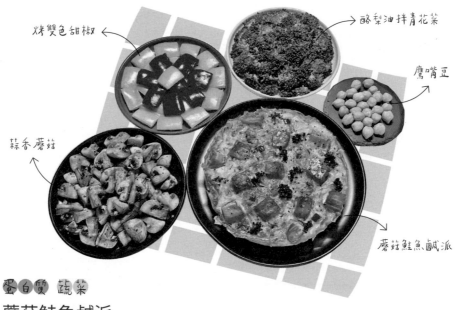

烤雙色甜椒

酪梨油拌青花菜

鷹嘴豆

蒜香蘑菇

蘑菇鮭魚鹹派

蛋白質 蔬菜

蘑菇鮭魚鹹派

[材料] 鮭魚、雞蛋、牛奶、千張、洋蔥、蘑菇、青花菜、紅椒、鹽巴、黑胡椒、乳酪絲、
橄欖油、洋香菜葉

[步驟] 1. 鮭魚切小塊，每面稍微煎熟並撒鹽調味，盛起備用。

2. 乾鍋煸香蘑菇，取出備用。倒油拌炒洋蔥至微透明，加入蘑菇、紅椒、鹽巴、
黑胡椒拌勻盛起備用。

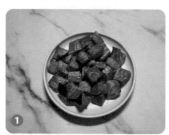

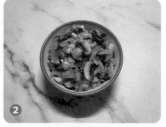

3. 川燙青花菜備用。

4. 打蛋加入鮮奶，過篩備用（一顆蛋搭配 20cc 鮮奶）。

5. 烤模鋪上烘焙紙，將千張交疊放置烘焙紙上，倒入蘑菇、洋蔥、紅椒，擺放鮭魚塊、青花菜、裝填蛋液、擺放乳酪絲、撒上黑胡椒，放入已預熱烤箱以 160 度烘烤 20 分鐘，裝盤上撒洋香菜葉即完成。

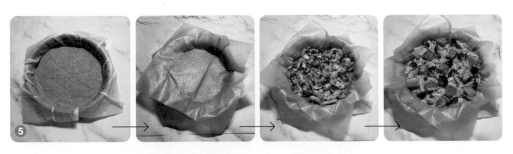

蔬菜

烤雙色甜椒

彩椒加入橄欖油、鹽巴拌勻，放入烤箱以 160 度烘烤 5 分鐘即完成。

蒜香蘑菇

材料　蘑菇、香蒜粒、黑胡椒、鹽巴、橄欖油、洋香菜葉

步驟　平底鍋熱鍋倒油，放入蘑菇以小火加蓋煎約 6 分鐘，開蓋加入香蒜粒、黑胡椒、鹽巴翻炒，盛盤撒上洋香菜葉即完成。

酪梨油拌青花菜

材料　青花菜、酪梨油、鹽巴

步驟　青花菜川燙、撈起、瀝乾，加入酪梨油和鹽巴拌勻即完成。

澱粉

鷹嘴豆

鷹嘴豆洗淨泡水一晚，隔天將水倒掉，放入電鍋內鍋，加入蓋過豆子的水，外鍋加入 1 ～ 2 杯水，開關跳起後將水瀝除，調味後即可享用。我通常一次煮較多分量，放涼後冰在冷凍庫，想吃的時候取出退冰、過熱水或是放入烤箱以 160 度烘烤 15 分鐘。

找方法、不找藉口。想吃什麼，就用相對健康的方式來做，沒有壓抑才能開心享受、幸福享瘦。

111

鰻魚無米丼飯 × 栗子地瓜

好久沒吃鰻魚飯了，我吃鰻魚飯的小心機，就是以花椰菜米取代白米，
鰻魚不再淋上多餘醬汁，先吃蛋絲再吃鰻魚，提供給大家參考。

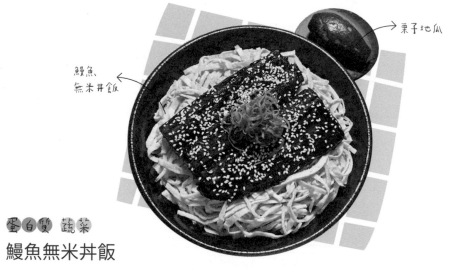

栗子地瓜

鰻魚
無米丼飯

蛋白質 蔬菜

鰻魚無米丼飯

[材料] 鰻魚、蛋絲、花椰菜米、紅蘿蔔、洋蔥、四季豆、蔥絲、白芝麻、黑芝麻

[步驟] **1.** 冷凍花椰菜米帶有水分，熱鍋先將花椰菜米的水分炒乾（跟炒飯一樣，先把飯炒鬆），加入紅蘿蔔、洋蔥、四季豆、鹽巴拌炒，盛碗撒黑芝麻備用。

2. 煎蛋皮切絲，擺放在花椰菜飯上。

3. 將市售鰻魚放進烤箱以 150 度烘烤 10 分鐘，擺放在蛋皮上，撒上白芝麻，擺上蔥絲即完成。

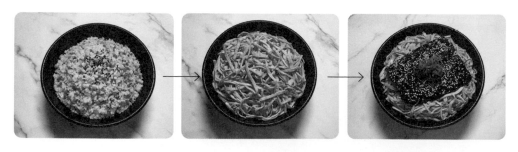

澱粉

栗子地瓜　市售退冰即食地瓜。

香煎午魚 × 栗子彩蔬杏鮑菇

午魚的肉質細緻，不論煎、烤、蒸都可以，
用煎的方式則可以吃到焦香魚皮，大大滿足口腹之欲。

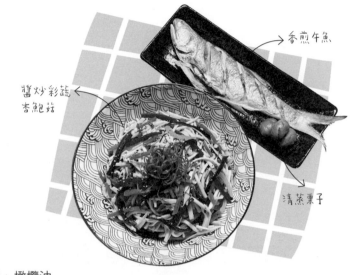

香煎午魚

醬炒彩蔬
杏鮑菇

清蒸栗子

蛋白質

香煎午魚

材料 午魚、鹽巴、橄欖油

步驟 1. 清洗整條魚，肚子裡、魚骨上乾掉的黑血記得清洗乾淨，再用廚房紙巾將內
外擦乾。

2. 魚身抹鹽巴靜置一會兒。

3. 平底鍋熱鍋抹少許油，將魚兩面煎熟即完成。

蔬菜

醬炒彩蔬杏鮑菇

材料 杏鮑菇、紅蘿蔔、黑木耳、紅椒、黃椒、蔥絲、蒜末、橄欖油、白芝麻、醬油膏

步驟 1. 川燙紅蘿蔔絲、黑木耳絲，撈起放涼盛盤備用。

2. 杏鮑菇切細條，乾鍋炒到出水收乾，倒油加入蒜末、紅蘿蔔絲、黑木耳、紅
椒絲、黃椒絲稍加拌炒。

3. 起鍋前加醬油膏拌炒均勻，盛盤擺上蔥絲、撒上白芝麻即完成。

澱粉

清蒸栗子

冰箱常備冷凍栗子仁，拿取要吃的分量裝碗，放入電鍋，外鍋加入一
杯水，開關跳起來後再燜 10 ～ 15 分鐘即可。

香煎芝麻鮪魚菲力
╳ 鷹嘴豆彩蔬

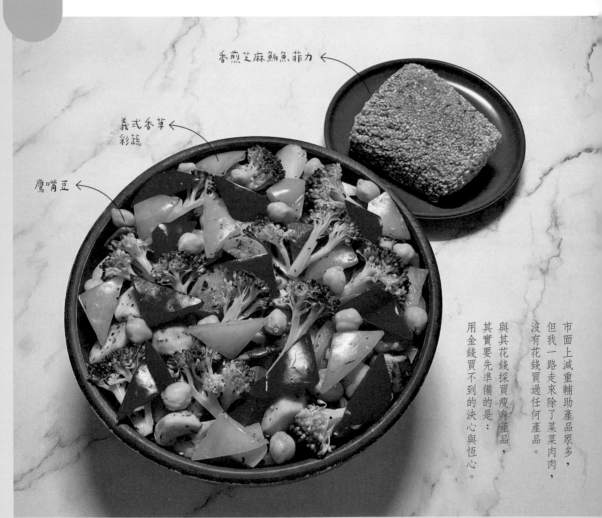

香煎芝麻鮪魚菲力

義式香草
彩蔬

鷹嘴豆

市面上減重輔助產品眾多，
但我一路走來除了菜菜肉肉，
沒有花錢買過任何產品。

與其花錢採買瘦身產品，
其實要先準備的是：
用金錢買不到的決心與恆心。

香煎芝麻鮪魚菲力

材料 鮪魚菲力、白芝麻、鹽巴、黑胡椒、橄欖油

步驟 1. 鮪魚排去皮洗淨,用廚房紙巾擦乾,灑上鹽巴、黑胡椒、橄欖油並稍加按摩,醃漬 5 分鐘。

2. 將魚排每一面沾滿白芝麻(因為剛剛有抹橄欖油,所以可以沾黏白芝麻,如果黏不起來,可以再補一點橄欖油)。

3. 平底鍋以中火將鮪魚排每面煎香煎熟即完成。

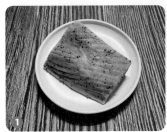 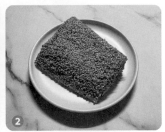

義式香草彩蔬

材料 紅蘿蔔、紅椒、黃椒、杏鮑菇、青花菜、洋蔥、蒜末、黑胡椒、義式香草、鹽巴、橄欖油

步驟 1. 紅蘿蔔切絲,青花菜切小朵、去硬皮,放入熱水川燙,再盛起備用。

2. 平底鍋乾鍋煸香杏鮑菇,出水收乾盛起備用。

3. 鍋中加入橄欖油炒香蒜末,放入洋蔥拌炒到半透明,加入紅蘿蔔、紅椒、黃椒、杏鮑菇、青花菜、黑胡椒、義式香草、鹽巴拌勻即完成。

鷹嘴豆

鷹嘴豆洗淨泡水一晚,隔天將水倒掉,放入電鍋內鍋,加入蓋過豆子的水,外鍋加入 1 ～ 2 杯水,開關跳起後將水瀝除,調味後即可享用。我通常一次煮較多分量,放涼後冰在冷凍庫,想吃的時候取出退冰、過熱水或是放入烤箱以 160 度烘烤 15 分鐘。

鷹嘴豆蝦仁彩蔬沙拉

平常吃沙拉時我會搭配自製油醋醬，不過這餐因為有堅果，
所以沒有額外補充油脂，淋上柴魚醬油就開吃。

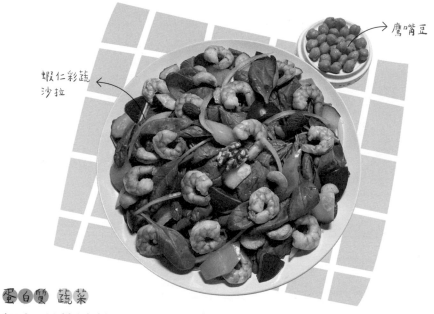

鷹嘴豆

蝦仁彩蔬
沙拉

減重方式百百種，
但真的不要選擇最為難自己的那種。

蛋白質 蔬菜

蝦仁彩蔬沙拉

材料 蝦仁、番茄、黃椒、小黃瓜、洋蔥、嫩葉菠菜、柴魚醬油、堅果

步驟 **1.** 蔬菜清洗、切成適口大小，洋蔥絲泡冰水備用。

2. 川燙蝦仁，撈起放涼備用。

3. 蔬菜依序擺盤、放上蝦仁和堅果，淋上喜歡的醬汁即可。

澱粉

鷹嘴豆

鷹嘴豆洗淨泡水一晚，隔天將水倒掉，放入電鍋內鍋，加入蓋過豆子的水，外鍋加入
1～2杯水，開關跳起後將水瀝除，調味後即可享用。我通常一次煮較多分量，放涼
後冰在冷凍庫，想吃的時候取出退冰、過熱水或是放入烤箱以160度烘烤15分鐘。

川燙鮑魚 × 雞蛋偽炒麵

海鮮種類很多，如果不敢吃鮑魚或生蠔，可以自行替換成其他蛋白質，
吃自己喜歡且多變的原型食物，才能長久。

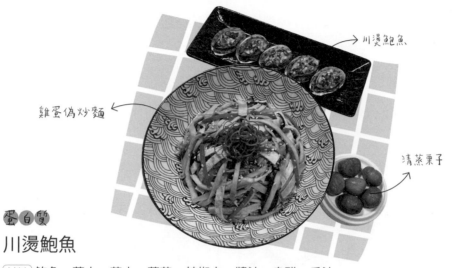

川燙鮑魚

雞蛋偽炒麵

清蒸栗子

過去已過去，
未來要把虐待過的自己好好愛回來。

蛋白質

川燙鮑魚

材料　鮑魚、薑末、蒜末、蔥花、辣椒末、醬油、烏醋、香油

步驟　1. 川燙鮑魚撈起盛盤。

　　　2. 混合薑末、蒜末、蔥花、辣椒末、醬油、烏醋、香油拌勻，淋在川燙後的鮑魚上即完成。

蛋白質　蔬菜

雞蛋偽炒麵

材料　蛋絲、紅蘿蔔絲、黑木耳絲、黃椒、杏鮑菇絲、蔥絲、醬油膏、白胡椒、白芝麻

步驟　1. 打蛋、煎蛋皮、切絲備用。

　　　2. 杏鮑菇切成細條，乾鍋炒到出水，收乾撈起備用。

　　　3. 炒鍋倒油放入紅蘿蔔絲、黑木耳絲拌炒，加入杏鮑菇絲、醬油膏、白胡椒炒勻，最後加入蛋絲、黃椒絲炒均勻即可盛碗，擺上蔥絲、撒上白芝麻即完成。

澱粉

清蒸栗子

冰箱常備冷凍栗子仁，拿取要吃的分量裝碗，放入電鍋，外鍋加入一杯水，開關跳起來後再燜 10 ～ 15 分鐘即可。

無澱粉蝦仁蛤蜊麵 ╳ 菱角彩蔬

以杏鮑菇製作成偽麵條,搭配上滿滿的蝦仁、蛤蜊,
美味與營養程度,不輸給一般料理呢!

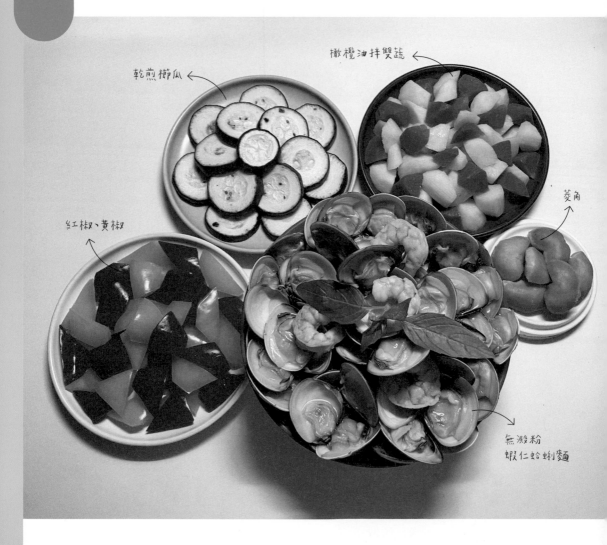

乾煎櫛瓜 ←

橄欖油拌雙蔬 ←

菱角 ↑

紅椒、黃椒 ↑

無澱粉
蝦仁蛤蜊麵 ↘

無澱粉蝦仁蛤蜊麵

材料 蛤蜊、蝦仁、杏鮑菇、九層塔、薑片、米酒（視個人口味可再斟酌加鹽）

步驟 1. 杏鮑菇切細條，乾鍋炒到出水，收乾、撈起備用。

2. 川燙蝦仁備用。

3. 煮一鍋水加入薑片、米酒煮滾，放入吐沙且清洗完成的蛤蜊，蛤蜊一開，立即撈起。

4. 將蛤蜊、蝦仁擺放在杏鮑菇上、淋上蛤蜊湯、擺放九層塔即完成。

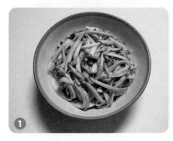 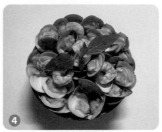

乾煎櫛瓜

材料 櫛瓜、鹽巴、橄欖油

步驟 1. 櫛瓜洗淨切片。

2. 鍋中刷一點油，放入櫛瓜片，以小火將兩面煎香。

3. 起鍋前撒一點鹽巴或胡椒鹽即完成。

紅椒、黃椒　免煮，切一切即可裝盤。

橄欖油拌雙蔬

材料 紅蘿蔔、茭白筍、橄欖油、鹽巴

步驟 1. 紅蘿蔔、茭白筍滾刀切小塊，川燙後撈起瀝乾。

2. 加入橄欖油、鹽巴拌勻即完成。

菱角　市售現成菱角。

如果妳沮喪傷心，
請相信，
每一個挫折都是養分，
每一段經歷都有意義。
珍愛自己，
黑暗過後就是黎明。

干貝鮭魚卵無米丼飯 × 栗子地瓜

用花椰菜米取代一般米飯，加上干貝、鮭魚卵，
在家也能享受豪華美味料理。

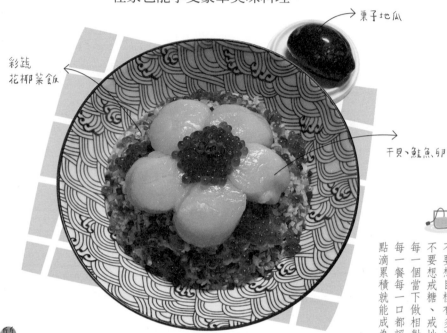

栗子地瓜

彩蔬
花椰菜飯

干貝、鮭魚卵

不要想目標有多遠，
不要想戒糖、戒地雷有多困難，
每一個當下做相對最佳選擇，
每一餐每一口都認真，
點滴累積就能成為你以為的奇蹟。

蛋白質

干貝、鮭魚卵 　市售退冰即食食品。

蔬菜

彩蔬花椰菜飯

材料 花椰菜米、紅蘿蔔、洋蔥、紫洋蔥、紅椒、黃椒、四季豆、蔥花、鹽巴

步驟 冷凍花椰菜米帶水分，熱鍋先將花椰菜米水分炒乾（跟炒飯一樣，先把飯炒
鬆），然後加各種顏色蔬菜、鹽巴炒熟裝碗即完成。

澱粉

栗子地瓜 　市售退冰即食地瓜。

烏魚子無澱粉壽司捲
× 南瓜彩蔬

千張是由黃豆所製成像紙一樣薄的豆腐皮，
可以包覆各種食材、製作多種料理，除了壽司捲，
還可以做成鹹派、蝸牛蔥餅、蔥肉餅、潤餅、千層麵等等，變化豐富。

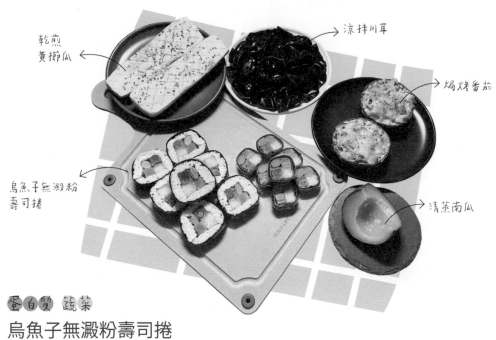

乾煎
黃櫛瓜 ←

→ 涼拌川耳

→ 焗烤番茄

烏魚子無澱粉
壽司捲

→ 清蒸南瓜

蛋白質 蔬菜

烏魚子無澱粉壽司捲

材料 烏魚子、千張、雞蛋、紅蘿蔔、白蘿蔔、蒜苗、金針菇、海苔

步驟 1. 烏魚子淋上米酒，撕去外膜將雙面煎香，切成長條備用。

2. 金針菇切末，和雞蛋攪拌混合，用玉子燒鍋煎蛋備用。

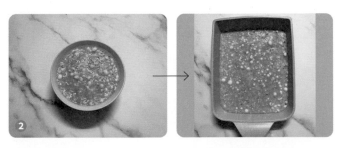

3. 紅蘿蔔切成與烏魚子等長寬的長條，川燙 5 分鐘瀝乾備用。

4. 白蘿蔔切與烏魚子等長寬的長條、蒜苗切等長備用。

5. 將兩片海苔接起（沾一點飲用水作為黏著劑），包入金針菇煎蛋、烏魚子、白蘿蔔、紅蘿蔔、蒜苗，運用保鮮膜包成緊實的壽司捲。

6. 兩片海苔沾飲用水當黏著劑，包入千張，並將烏魚子、白蘿蔔、紅蘿蔔、蒜苗捲起，後續再和海苔一起捲起。

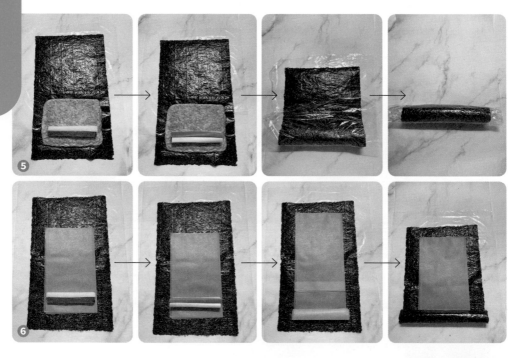

7. 兩款壽司切片擺盤即完成。

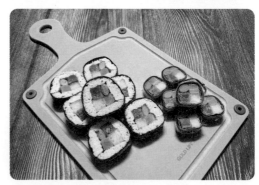

蔬菜

焗烤番茄

材料 番茄、義式香草、黑胡椒、橄欖油、乳酪絲、鹽巴

步驟 **1.** 番茄洗淨擦乾，從中間剖半，放置烤盤上。

2. 番茄淋上橄欖油，撒上鹽巴、黑胡椒、義式香草，再放上乳酪絲。

3. 放入烤箱以 180 度烘烤 15 分鐘即完成。

涼拌川耳

材料 川耳、醬油膏、白醋、香油

步驟 **1.** 川燙川耳撈起、瀝乾。

2. 加入醬油膏、白醋、香油拌勻即完成（可依個人喜好加入嫩薑絲、蒜末、辣椒末或香菜）。

乾煎黃櫛瓜

材料 黃櫛瓜、橄欖油、洋香菜葉、鹽巴、黑胡椒

步驟 **1.** 黃櫛瓜從中間切開，菱格紋劃刀。

2. 平底鍋放少許橄欖油將櫛瓜雙面煎熟，加鹽巴調味。

3. 盛盤撒上洋香菜葉、黑胡椒即完成。

澱粉

清蒸南瓜

材料 南瓜、橄欖油、黑胡椒

步驟 **1.** 南瓜刷洗外皮切塊，放入電鍋，外鍋加入一杯水蒸熟。

2. 裝盤後，刷一點橄欖油、撒黑胡椒即完成。

盛開的各式花種，色彩、花型、芬芳都不同。

對自己有信心，無需跟別人比較，專心綻放自己獨特的美好。

珍惜並呵護這世上獨一無二的自己。

彩椒軟絲 × 地瓜三蔬

不敢說自己很會煮,因為貪戀各種天然食材,
一步一步收集不同的料理方式與食譜,
餐餐用簡單的家常料理讓自己得到營養與滿足。

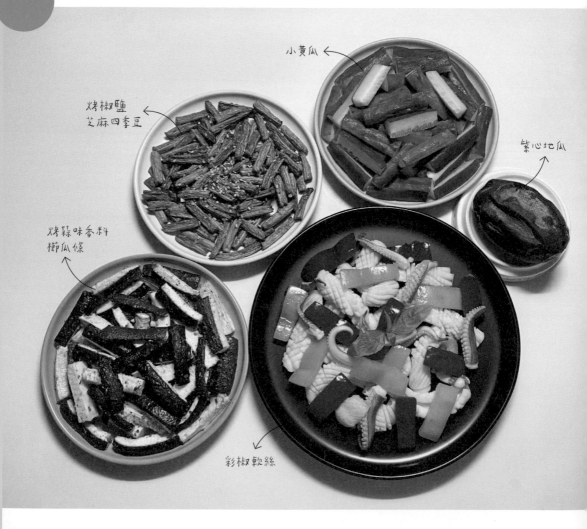

小黃瓜

烤椒鹽
芝麻四季豆

紫心地瓜

烤蒜味香料
櫛瓜條

彩椒軟絲

蛋白質 蔬菜

彩椒軟絲

材料 軟絲、紅椒、黃椒、薑片、蔥段、鹽、米酒、蒜末、橄欖油

步驟 1. 軟絲洗淨、去皮、內側切花。煮一鍋滾水加入薑片、蔥段、鹽、米酒煮滾關火，放入軟絲浸泡約 1 分半到 2 分鐘，撈起泡冰水冰鎮一下，撈起瀝乾備用。

2. 炒鍋下油炒香蒜末，倒入彩椒翻炒幾下，下軟絲、鹽巴快炒均勻即可起鍋。

蔬菜

小黃瓜　免煮，切一切即可裝盤。

烤椒鹽芝麻四季豆

材料 四季豆、橄欖油、胡椒鹽、白芝麻

步驟 1. 四季豆清洗、摘蒂頭、撕除粗纖維、切段。

2. 四季豆混合橄欖油、胡椒鹽、白芝麻拌勻。

3. 放入烤箱以 160 度烘烤 15 分鐘即完成。

烤蒜味香料櫛瓜條

材料 櫛瓜條、橄欖油、蒜味香料、鹽巴

步驟 1. 櫛瓜切成條狀，混合橄欖油、蒜味香料、鹽巴拌勻。

2. 放入烤箱以 160 度烘烤 15 分鐘即完成。

澱粉

紫心地瓜　市售退冰即食地瓜。

每個人體質不同，一定要願意精實、願意嘗試、願意調整，才可以找到最適合自己的方法。

傾聽身體的回應，等調整到最適合自己的步調、餐盤與分量，就會更事半功倍喔！

焗烤生蠔 × 鷹嘴豆涼拌菜

餐廳裡賣的焗烤生蠔在家也能自己做，搭配上大量的蔬食，
不但能帶來飽足還能解膩。

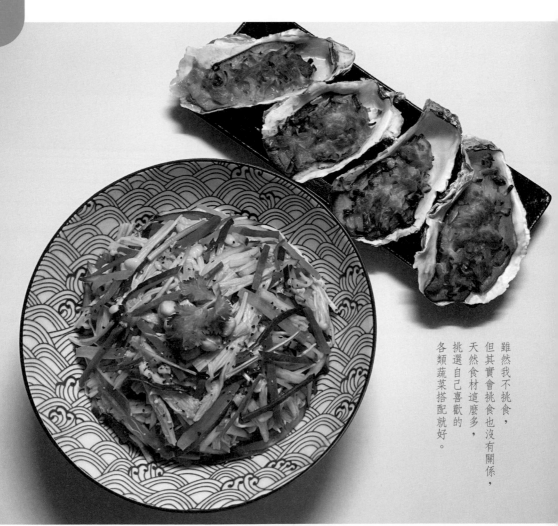

雖然我不挑食，
但其實會挑食也沒有關係，
天然食材這麼多，
挑選自己喜歡的
各類蔬菜搭配就好。

蛋白質

焗烤生蠔

[材料] 生蠔、乳酪絲、洋蔥末、蒜末、橄欖油

[步驟] 1. 刷洗生蠔外殼、開蓋、沖洗，用廚房紙巾擦乾水分備用。

2. 熱鍋倒油，小火炒香洋蔥末和蒜末後，裝填進生蠔殼中，再擺放乳酪絲。

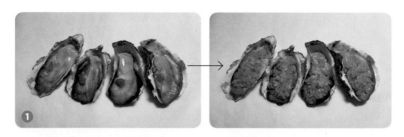

3. 放入已預熱的烤箱，以 180 ～ 200 度烘烤 10 分鐘即完成。

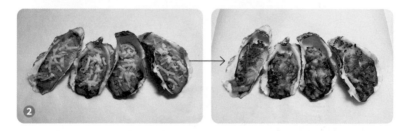

蔬菜

辣拌金針菇

[材料] 金針菇、紅蘿蔔、黑木耳、小黃瓜、黃椒、香菜、鹽、烏醋、辣油、香油、黑胡椒

[步驟] 1. 蔬菜切絲。

2. 川燙金針菇、紅蘿蔔、黑木耳，撈起瀝乾。

3. 混合所有食材、調味料拌勻，裝碗、撒上黑胡椒即完成。

澱粉

鷹嘴豆

鷹嘴豆洗淨泡水一晚，隔天將水倒掉，放入電鍋內鍋，加入蓋過豆子的水，外鍋加入
1 ～ 2 杯水，開關跳起後將水瀝除，調味後即可享用。我通常一次煮較多分量，放涼
後冰在冷凍庫，想吃的時候取出退冰、過熱水或是放入烤箱以 160 度烘烤 15 分鐘。

香煎魷魚一夜乾 ╳ 花椰菜米豆漿燉飯

魷魚一夜乾以醃漬風乾的方式製成，
本身就已有足夠風味，
只要煎一煎，馬上就能享用，非常方便。

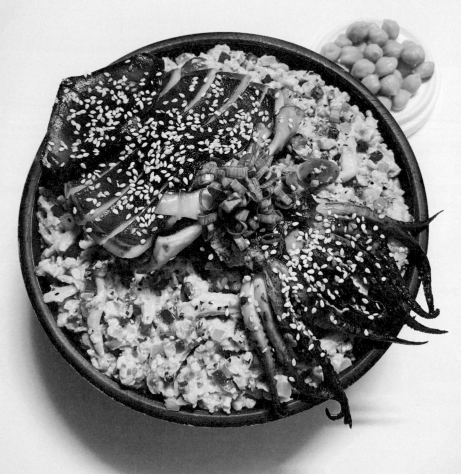

壓力也會導致肥胖，
放過自己才能豁然開朗。

蛋白質

香煎魷魚一夜乾　用平底鍋將兩面煎熟即完成。

鮭魚卵　市售退冰即食食品。

蛋白質　蔬菜

花椰菜米豆漿燉飯

材料　無糖豆漿、紅蘿蔔、洋蔥、花椰菜米、四季豆、鴻喜菇、金針菇、紅椒、黃椒、
蔥花、橄欖油、鹽巴、黑胡椒

步驟　1. 冷凍花椰菜米帶水分,乾鍋先將花椰菜米水分炒乾（跟炒飯一樣,先把飯炒
鬆）,然後加入橄欖油和各種蔬菜拌炒。

2. 倒入無糖豆漿,小火燉煮約 10 分鐘至收乾,撒上鹽巴和黑胡椒即完成（甜
椒最後一分鐘再放入）。

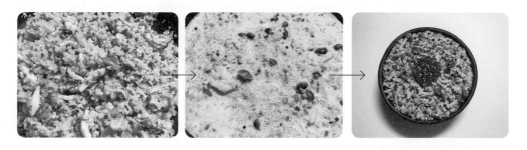

澱粉

鷹嘴豆

鷹嘴豆洗淨泡水一晚,隔天將水倒掉,放入電鍋內鍋,加入蓋過豆子的水,外鍋加入
1 ～ 2 杯水,開關跳起後將水瀝除,調味後即可享用。我通常一次煮較多分量,放涼
後冰在冷凍庫,想吃的時候取出退冰、過熱水或是放入烤箱以 160 度烘烤 15 分鐘。

無澱粉海鮮彩蔬義大利麵

這道偽義大利麵是用金針菇取代麵條，
吸飽滿滿的番茄醬汁，同樣美味。

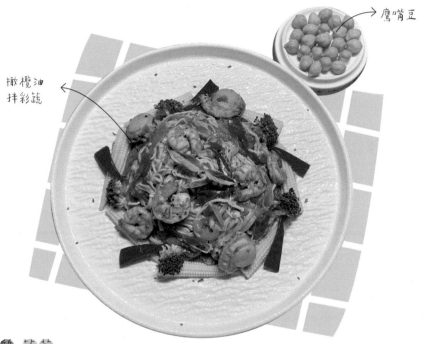

→ 鷹嘴豆

橄欖油
拌彩蔬 ←

蛋白質 蔬菜

無澱粉海鮮彩蔬義大利麵

[材料] 帆立貝、蝦仁、番茄、洋蔥、金針菇、蒜末、橄欖油、黑胡椒、義式香草、洋香菜葉、鹽巴、九層塔

[步驟] 1. 蝦仁和帆立貝洗淨、擦乾，加鹽和黑胡椒抓醃備用。

2. 炒鍋倒入橄欖油熱鍋，放入蒜末轉小火，煸出蒜香後放進切小塊的牛番茄，稍加拌炒以中大火煮滾，放進洋蔥再轉小火煮 10 分鐘，待湯汁變濃，放進義式綜合香料、黑胡椒、鹽巴，拌均勻後轉中小火。

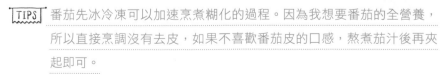

[TIPS] 番茄先冰冷凍可以加速烹煮糊化的過程。因為我想要番茄的全營養，所以直接烹調沒有去皮，如果不喜歡番茄皮的口感，熬煮茄汁後再夾起即可。

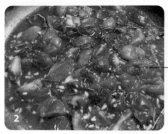 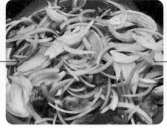 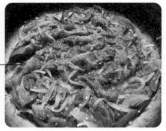

3. 熬煮 2 時，同時間另起平底鍋倒入橄欖油熱鍋，放入蒜末轉小火，煏出蒜香後下蝦仁和帆立貝，兩面煎熟取出備用。

4. 番茄鍋中放入金針菇拌炒，待金針菇熟後放入蝦仁和帆立貝拌炒，盛盤撒上洋香菜葉、擺放蔬菜、九層塔即完成。

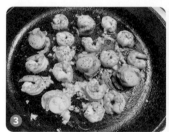 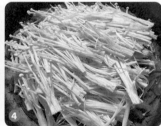 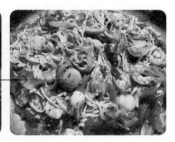

蔬菜

橄欖油拌彩蔬

材料　玉米筍、紅椒、青花菜、橄欖油、鹽巴

步驟　1. 川燙蔬菜，撈起、瀝乾。
　　　2. 加入橄欖油、鹽巴，攪拌均勻即可。

澱粉

鷹嘴豆

鷹嘴豆洗淨泡水一晚，隔天將水倒掉，放入電鍋內鍋，加入蓋過豆子的水，外鍋加入 1 ～ 2 杯水，開關跳起後將水瀝除，調味後即可享用。我通常一次煮較多分量，放涼後冰在冷凍庫，想吃的時候取出退冰、過熱水或是放入烤箱以 160 度烘烤 15 分鐘。

運動運動，就算只有五分鐘，也要動起來。只要自己不尷尬，尷尬的就是別人，但美好的一定是自己。

蚵仔雞蛋湯 × 地瓜彩蔬

蚵仔用滾燙方式烹煮容易縮水，用燜熟的方式就可以維持飽滿。

鮮嫩肥美的蚵仔雞蛋湯，

讓人看了、吃了心情都很好。

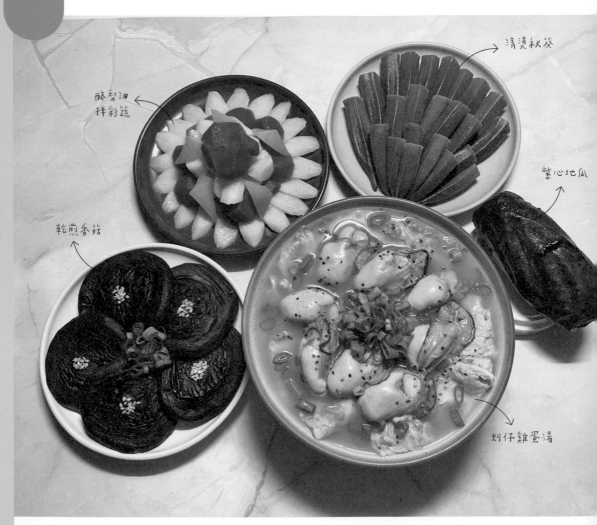

清燙秋葵

酪梨油
拌彩蔬

紫心地瓜

乾煎香菇

蚵仔雞蛋湯

蛋白質

蚵仔雞蛋湯

材料 蚵仔、雞蛋、蔥花、薑絲、白胡椒、香油、鹽巴、黑胡椒

步驟 1. 熱鍋以中大火煎蛋至金黃，倒入滾燙熱水以大火煮滾，讓湯成乳白色。

2. 加入薑絲、鹽巴煮滾，放入蚵仔立即熄火上蓋，用餘溫燜 3 分鐘，開蓋撒白胡椒拌勻。

3. 盛碗淋香油、擺蔥花、撒黑胡椒即完成。

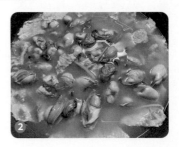

蔬菜

酪梨油拌彩蔬

材料 紅蘿蔔、茭白筍、黃椒、酪梨油、鹽巴

步驟 1. 川燙蔬菜，撈起、瀝乾。

2. 加入酪梨油、鹽巴，拌勻即可。

清燙秋葵

材料 秋葵

步驟 川燙秋葵、撈起泡冰水降溫即可盛盤。

乾煎香菇

材料 香菇、鹽巴

步驟 平底鍋抹少許油，將鮮香菇兩面煎香，撒上鹽巴或胡椒鹽調味即可。

澱粉

紫心地瓜　市售退冰即食地瓜。

外食也許很難完美，但掌握「原型」和「天然」，減少身體負擔就能相對健康。

金沙蝦仁菇菇起司豆腐煲

軟嫩豆腐、雞蛋、鹹蛋、蝦仁、起司片，集合了五種動植物性蛋白質，
再加上四種菇類，一碗大滿足！

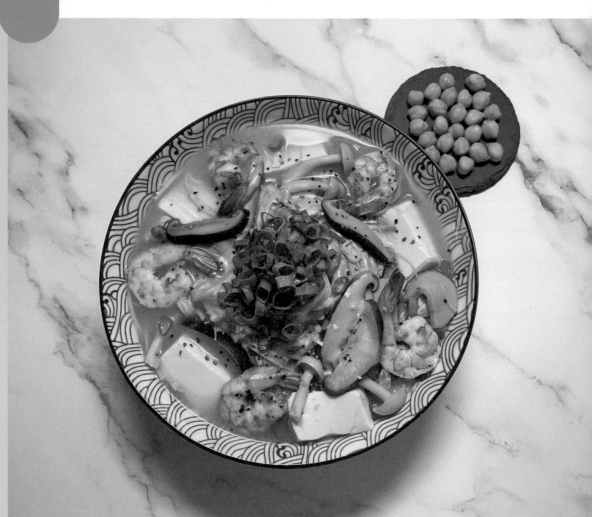

蛋白質　蔬菜

金沙蝦仁菇菇起司豆腐煲

材料 鹹蛋、雞蛋、嫩豆腐、蝦仁、起司片、雪白菇、鮮香菇、杏鮑菇、金針菇、蔥花、蒜末、鹽、米酒、黑胡椒、白胡椒

步驟 1. 蝦仁用鹽、米酒、黑胡椒抓醃，鹹蛋將蛋白和蛋黃分開切末，雞蛋打蛋備用。

2. 先煮一鍋滾水。

3. 另取一個炒鍋熱鍋，倒油將 1 的蝦仁煎香取出。

4. 同一個鍋子將蛋炒碎並推到旁邊，加油炒香蒜末，倒入鹹蛋黃炒到起泡，沖入 2 的滾水，以中大火煮滾。

5. 放入菇類，蓋上鍋蓋煮熟，放入鹹蛋白拌勻，再放入嫩豆腐煮滾。

6. 起鍋前加鹽巴和白胡椒調味拌勻，擺放 3 的蝦仁即可關火，裝碗後中間擺上起司片、淋熱湯、撒蔥花和黑胡椒即完成。

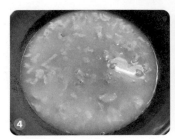
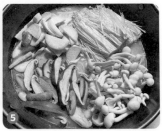

澱粉

鷹嘴豆

鷹嘴豆洗淨泡水一晚，隔天將水倒掉，放入電鍋內鍋，加入蓋過豆子的水，外鍋加入 1 ～ 2 杯水，開關跳起後將水瀝除，調味後即可享用。我通常一次煮較多分量，放涼後冰在冷凍庫，想吃的時候取出退冰、過熱水或是放入烤箱以 160 度烘烤 15 分鐘。

每一餐我至少吃五種以上的蔬菜，每一種天然食材都擁有神奇力量，努力收集、好好吃飯，美好成果，堪！比！重！生！

蒜香蝦仁菇菇 × 芋頭彩蔬

自己料理當然不比外食輕鬆，不過下廚久了自然會找出快速的流程。
像是電鍋蒸芋頭時，湯鍋川燙四季豆和玉米筍，
炒鍋炒高麗菜和蝦仁菇菇，多工作業，就能節省時間。

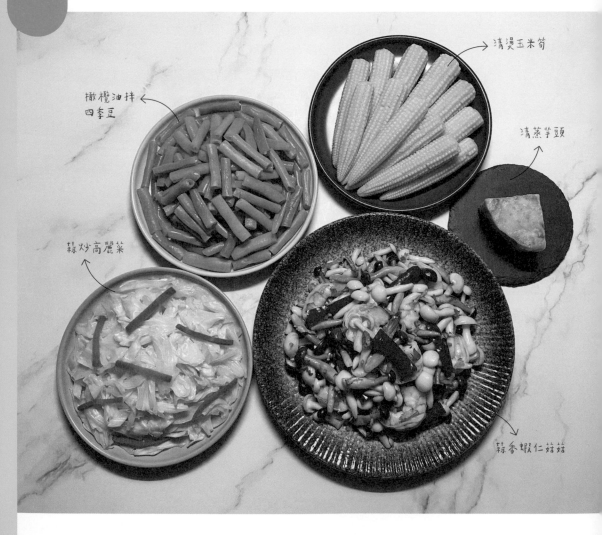

清燙玉米筍

橄欖油拌
四季豆

清蒸芋頭

蒜炒高麗菜

蒜香蝦仁菇菇

蛋白質 蔬菜

蒜香蝦仁菇菇

材料 蝦仁、雪白菇、鴻喜菇、鹽、米酒、橄欖油、香菜、辣椒、蒜片

步驟 1. 蝦仁清洗、擦乾，加鹽和米酒抓醃備用。

2. 熱鍋倒油煸香蒜片，下辣椒拌炒，放入鴻喜菇、雪白菇拌炒出菇香，再放蝦仁炒至變色，加鹽拌勻即可關火。

3. 盛盤撒上香菜末即完成。

蔬菜

蒜炒高麗菜

材料 紅蘿蔔、高麗菜、蒜末、橄欖油、鹽巴

步驟 1. 高麗菜用手剝開葉片，梗處切小段與葉片分開放置。

2. 炒鍋倒油爆香蒜頭，放入高麗菜梗處拌炒，加入高麗菜葉和紅蘿蔔絲拌炒到喜歡的脆度，加鹽巴調味拌炒均勻即完成。

橄欖油拌四季豆

材料 四季豆、橄欖油、鹽巴

步驟 1. 四季豆清洗、摘蒂頭、撕除粗纖維、切段。

2. 川燙四季豆，撈起瀝乾。

3. 加入橄欖油和鹽巴拌勻即可。

清燙玉米筍   川燙玉米筍、撈起瀝乾即可裝盤。

澱粉

清蒸芋頭

可購買已處理好的冷凍芋頭塊，放入電鍋，外鍋加入一杯水蒸熟即可。

雨過之後，出現彩虹。
淚水、汗水不會白流，
全都灌溉、滋養成了此刻最好的自己。

無澱粉鮮蔬海鮮披薩

孩子說想吃披薩，沒問題，他們吃用麵粉做的真披薩，
媽媽幫自己烤了兩個無澱粉鮮蔬海鮮披薩。

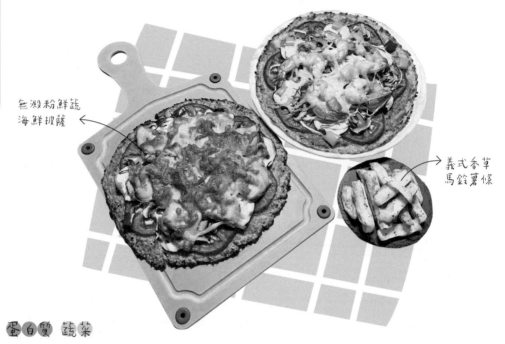

無澱粉鮮蔬
海鮮披薩 ←

→ 義式香草
馬鈴薯條

蛋白質 蔬菜

無澱粉鮮蔬海鮮披薩

[材料] 煙燻鮭魚、蝦仁、雞蛋、花椰菜米、番茄塊、番茄片、綠櫛瓜、洋蔥、蘑菇、黃椒、
紅椒、乳酪絲、蒜末、洋香菜葉、黑胡椒、鹽巴、橄欖油

[步驟] 1. 製作餅皮：花椰菜米不用退冰，倒入鍋中乾炒直到水分蒸發。炒乾的花椰菜
米混合蛋液攪拌均勻，烤盤鋪上烘焙紙，將花椰菜米蛋液倒入並調整成圓
形，放入烤箱以 180 度烘烤 10 分鐘。

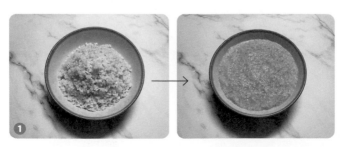

2. 製作番茄醬：炒鍋倒入橄欖油熱鍋，放入蒜末轉小火，煸出蒜香後，放進切塊的牛番茄，稍加拌炒以中大火煮滾再轉小火蓋鍋蓋煮 10 分鐘，待湯汁變濃，取出番茄皮，放進洋香菜葉、黑胡椒、鹽巴，拌均勻後轉中小火煮滾，再用調理機打成番茄醬備用。

3. 烤好的餅皮抹上番茄醬，擺上番茄片、櫛瓜片、洋蔥絲、蘑菇、黃椒、紅椒、蝦仁或煙燻鮭魚、乳酪絲，再進烤箱以 160 度烘烤 15 分鐘，盛盤撒上洋香菜葉即完成（烘烤時間依照食材多寡自行增減）。

> TIPS　因為熬煮番茄醬已有加鹽、乳酪絲也有鹹度，所以我沒有另外加調味料，可依照自己口味斟酌調整。

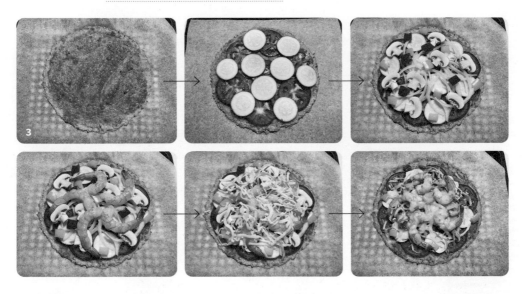

澱粉

義式香草馬鈴薯條

材料　馬鈴薯、鹽巴、橄欖油、義式香草

步驟　**1.** 馬鈴薯洗淨、切塊、泡水 20 分鐘。

2. 瀝乾馬鈴薯，加入橄欖油、鹽巴、義式香草拌勻。

3. 烤盤鋪上烘焙紙，擺放薯條，烤箱設定上下火 180 度烘烤 20 分鐘即完成。

帆立貝豆腐味噌湯

鮮甜軟嫩的大白菜、加上炒過的洋蔥也相當清甜，
搭配鹹香味噌，碰撞出溫潤舒服的火花。
一鍋裝滿各種營養與美味，非常值得一試喔！

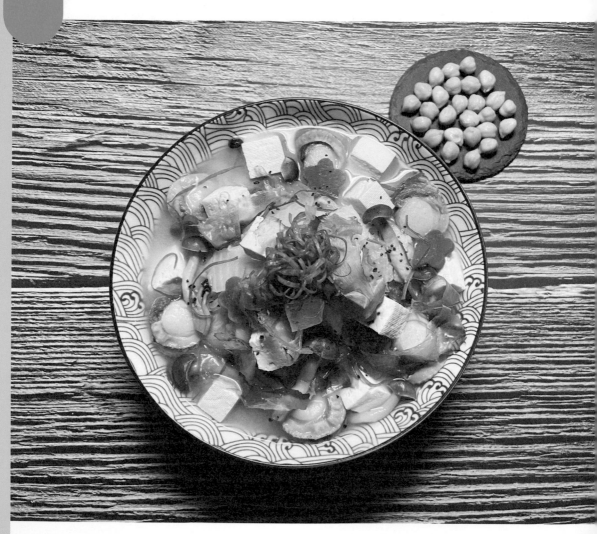

蛋白質　蔬菜

帆立貝豆腐味噌湯

材料 帆立貝、板豆腐、洋蔥、大白菜、紅蘿蔔、鴻喜菇、蔥花、味噌、柴魚片、黑
胡椒、橄欖油

步驟 1. 用鍋子裝水重壓板豆腐去除水分，再切成小正方塊備用。

2. 炒鍋加油拌炒洋蔥絲至軟化，加入紅蘿蔔、白菜梗、鴻喜菇拌炒，加入白菜
葉蓋鍋燜煮，再加水繼續烹煮。

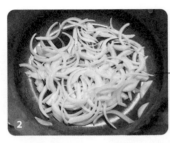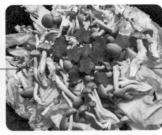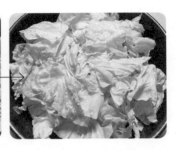

3. 味噌放小碗，撈取熱湯在碗中將味噌拌開。

4. 鍋中放入帆立貝、板豆腐輕輕攪拌煮滾關火，倒入拌開味噌再開小火加熱一
下即可關火，盛碗撒柴魚片、蔥花、黑胡椒即完成。

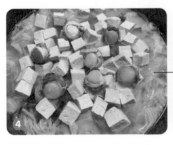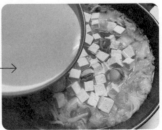

澱粉

鷹嘴豆

鷹嘴豆洗淨泡水一晚，隔天將水倒掉，放入電鍋內鍋，加入蓋過
豆子的水，外鍋加入 1 ～ 2 杯水，開關跳起後將水瀝除，調味
後即可享用。我通常一次煮較多分量，放涼後冰在冷凍庫，想吃
的時候取出退冰、過熱水或是放入烤箱以 160 度烘烤 15 分鐘。

每個人口味不同、喜好不一樣，
依照自己預算採買天然食材，
根據自己習慣選擇烹調方式，
傾聽自己的聲音與需求，
調理出來才最美味也最適合自己。

義式番茄海鮮蔬菜湯

這道料理不只「真美」，而且還「真美味」，
吃得到大海的新鮮，還有蔬菜的清甜。

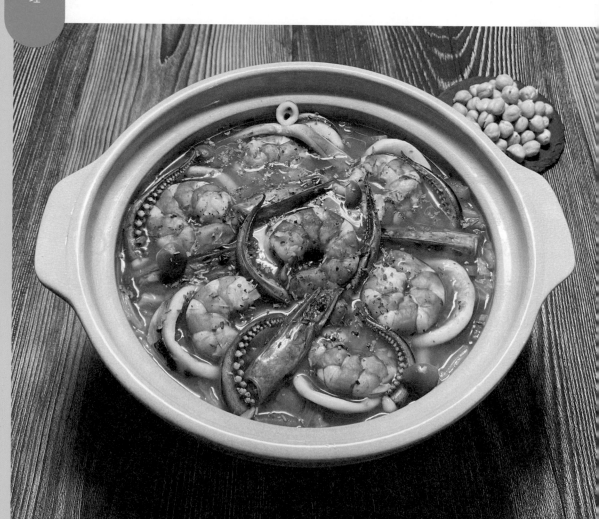

蛋白質　蔬菜

義式番茄海鮮蔬菜湯

材料　白蝦、魷魚、番茄、洋蔥、紅蘿蔔、高麗菜、鴻喜菇、橄欖油、薑片、義式香草、
迷迭香、黑胡椒、鹽巴、洋香菜葉

步驟　1. 將蔬菜都切成指甲片般的大小、白蝦去頭（蝦頭留著並瀝乾水分）去殼剝成
蝦仁、魷魚切圈。

2. 煮一鍋滾水備用。

3. 砂鍋倒油以小火煎香薑片和蝦頭，取出薑片加入洋蔥和紅蘿蔔片炒到洋蔥半
透明，加入番茄拌炒，再加入高麗菜、鴻喜菇蓋上鍋蓋以小火燜煮約 5 分鐘，
開蓋稍加拌炒倒入滾水蓋鍋蓋，小火燉煮 5 分鐘。

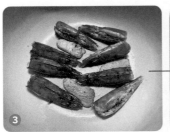
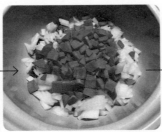
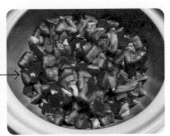

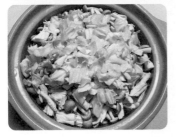

TIPS　因為我想要番茄的全營養，所以不會特別先去皮烹
調，若不喜歡番茄皮，也可以去皮再烹調，依照個
人喜好調整即可。

4. 開蓋放入蝦仁和魷魚煮熟，加入義式香草、迷
迭香、黑胡椒、鹽巴調味拌勻，關火撒洋香菜
葉即完成。

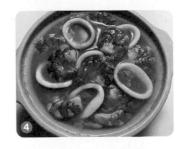

澱粉

鷹嘴豆

鷹嘴豆洗淨泡水一晚，隔天將水倒掉，放入電鍋內鍋，加入蓋過豆子的水，外鍋加入
1 ～ 2 杯水，開關跳起後將水瀝除，調味後即可享用。我通常一次煮較多分量，放涼
後冰在冷凍庫，想吃的時候取出退冰、過熱水或是放入烤箱以 160 度烘烤 15 分鐘。

義式香草千層彩蔬烘蛋
× 黑豆栗子

這道料理看起來好像很複雜，
但做起來其實超簡單，把食材刨成長條狀，
再重複繞圈填滿烤盤，烤一烤，香噴噴出爐。

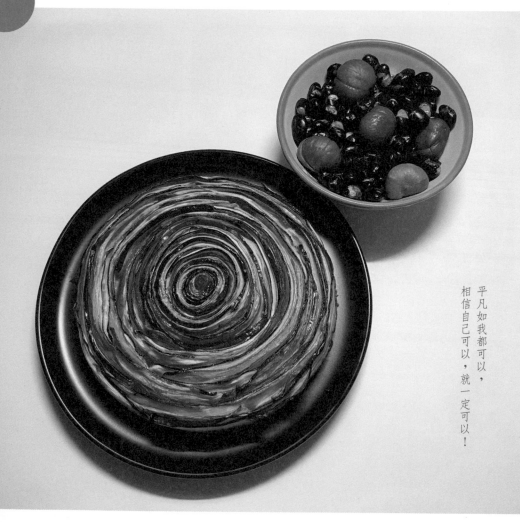

平凡如我都可以，
相信自己可以，就一定可以！

蛋白質 蔬菜

義式香草千層彩蔬烘蛋

材料 雞蛋、紅蘿蔔、茭白筍、黃櫛瓜、綠櫛瓜、茄子、義式香草粉、鹽巴、橄欖油

步驟 **1.** 紅蘿蔔、茭白筍、黃櫛瓜、綠櫛瓜、茄子用刨刀刨成長條狀。

2. 紅蘿蔔、茭白筍川燙並瀝乾備用。

3. 橄欖油混合義式香草、鹽巴刷在黃櫛瓜、綠櫛瓜上備用。

4. 打蛋加入鹽巴、義式香草粉攪拌均勻,圓形烤盤鋪上烘焙紙,倒入打好的蛋液。

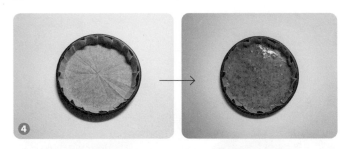

5. 取紅蘿蔔片捲起中心點,依序拿各色蔬菜捲成小圈,放進烤盤中心點再繼續用各色蔬菜繞圈填滿,上方刷一層橄欖油。

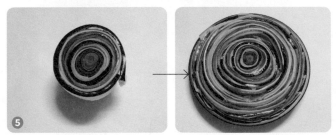

6. 放入烤箱以上下火 160 度烘烤 30 分鐘即完成。

蛋白質

無調味黑豆 市售已烘焙即食黑豆。

澱粉

清蒸栗子

冰箱常備冷凍栗子仁,拿取要吃的分量裝碗,放入電鍋,外鍋加入一杯水,開關跳起來後再燜 10 ～ 15 分鐘即可。

櫻花蝦蒲瓜煎蛋 × 地瓜彩蔬

對我來說，少吃多動是違反人性並且痛苦難以堅持的，
吃對吃飽吃好，有成就感的動夠動好，
瘦身之路才能長久持續。

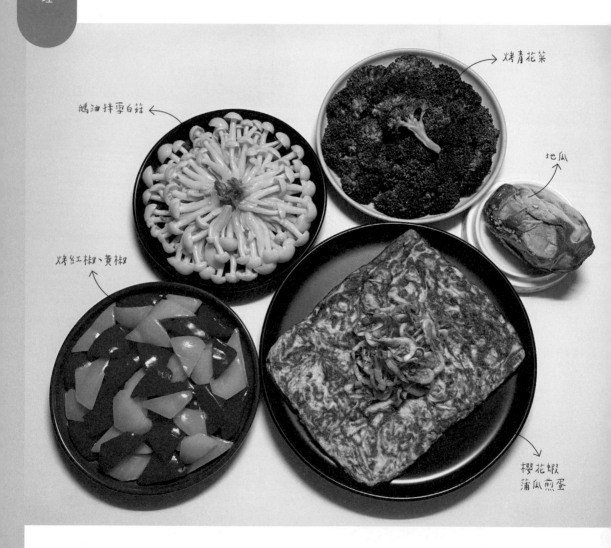

烤青花菜

鵝油拌雪白菇

地瓜

烤紅椒、黃椒

櫻花蝦
蒲瓜煎蛋

蛋白質 蔬菜

櫻花蝦蒲瓜煎蛋

材料 生食級櫻花蝦、雞蛋、蒲瓜、紅蘿蔔、乾香菇、鹽巴、白胡椒、蔥花

步驟 1. 蒲瓜刨絲，加入鹽巴抓醃，出水後擠乾水分。

2. 乾香菇泡水、擠乾、切絲。

3. 將雞蛋、蒲瓜、紅蘿蔔、乾香菇拌勻，煎成蛋片盛盤。

4. 炒香新鮮櫻花蝦，加白胡椒和鹽巴調味，擺放於蛋上，撒上蔥花即完成。

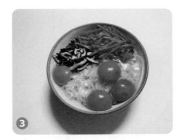 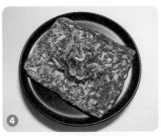

蔬菜

烤青花菜

材料 青花菜、橄欖油、鹽巴

步驟 青花菜切小朵，加入橄欖油、鹽巴拌勻，放入烤箱以160度烘烤15分鐘即完成。

烤紅椒、黃椒

紅椒、黃椒加入橄欖油、鹽巴拌勻，放入烤箱以160度烘烤5分鐘即完成。

鵝油拌雪白菇

材料 雪白菇、鵝油香蔥

步驟 1. 川燙雪白菇，撈起瀝乾。

2. 加入市售鵝油香蔥拌勻即可盛盤。

澱粉

地瓜 市售退冰即食地瓜。

上一餐吃大餐，下一餐吃清淡，
前進與後退中不連續餐餐大魚大肉，
每週努力控制攝取不超過三次紅肉，
其他用豆、魚、蛋、海鮮白肉補充，
從食物的選擇與配置取得身心平衡，
享受，享瘦。

無澱粉香菜皮蛋辣拌麵 × 地瓜三蔬

光用想的，會覺得一切很難、很麻煩，
但只要開始執行，就會發現，
食材選擇與配置、調理方式與變化、餐盤配色與擺放，
都會逐漸駕輕就熟。

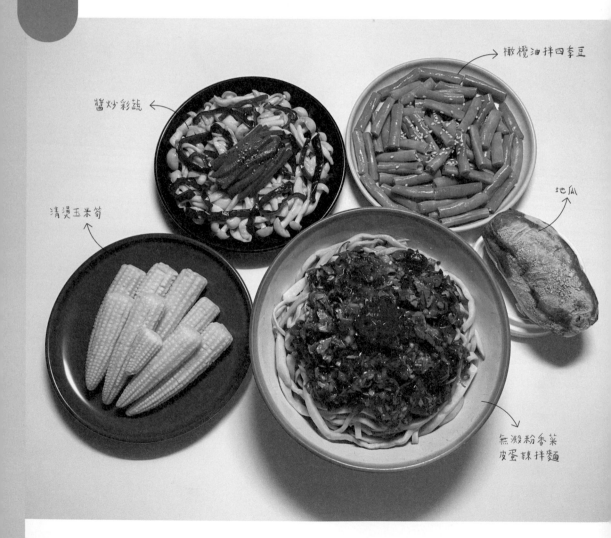

橄欖油拌四季豆

醬炒彩蔬

清燙玉米筍

地瓜

無澱粉香菜
皮蛋辣拌麵

蛋白質　蔬菜
無澱粉香菜皮蛋辣拌麵

材料　皮蛋、杏鮑菇、香菜、辣椒、蒜末、醬油膏

步驟　1. 杏鮑菇切細條,乾鍋炒到出水、收乾、撈起,裝碗備用。

　　　2. 皮蛋混合香菜末、辣椒末、蒜末、醬油膏拌勻,擺放在杏鮑菇上,要吃時拌勻即可。

蔬菜
醬炒彩蔬

材料　紅蘿蔔、雪白菇、黑木耳、醬油膏

步驟　1. 川燙紅蘿蔔、黑木耳放涼備用。

　　　2. 雪白菇乾鍋炒到出水收乾,加入紅蘿蔔、黑木耳、醬油膏拌炒均勻即完成。

橄欖油拌四季豆

材料　四季豆、橄欖油、鹽巴

步驟　1. 四季豆清洗、摘蒂頭、撕除粗纖維、切段。

　　　2. 川燙四季豆,撈起瀝乾。

　　　3. 加入橄欖油和鹽巴拌勻即可。

清燙玉米筍

材料　玉米筍

步驟　川燙玉米筍、撈起瀝乾即可盛盤。

澱粉
地瓜　市售退冰即食地瓜

從多走一段路開始吧!
從多吃一口蔬菜開始吧!
從少吃加工品、多吃原型食物開始吧!
現在為自己所做的,都會成為未來大喊值得的事!

雞蛋瑪芬 × 鷹嘴豆彩蔬

雞蛋瑪芬的內餡可以替換成自己喜歡的食材，
例如吻仔魚、菠菜、玉米等等，喜歡乳酪也可以加入乳酪絲，
簡單方便就可以美味上菜。

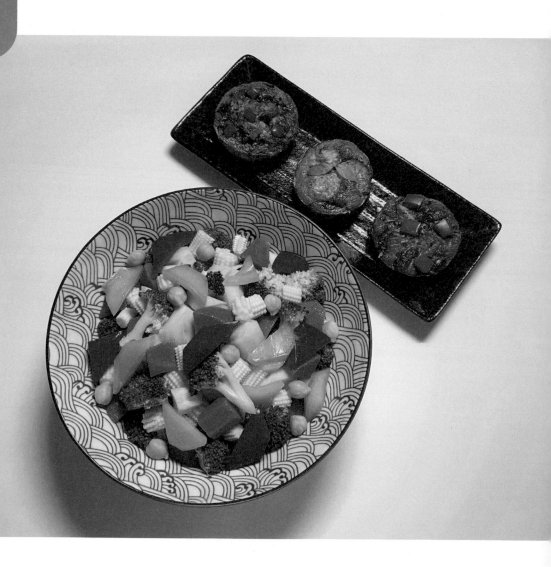

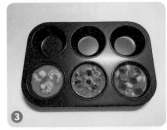

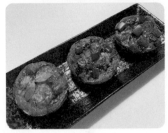

蛋白質 蔬菜
雞蛋瑪芬

材料 雞蛋、番茄、毛豆、鮭魚、紅椒、蔥花、鮪魚、
九層塔、蝦仁、橄欖油、鹽巴、黑胡椒

步驟 1. 雞蛋加鹽和黑胡椒拌勻備用。

2. 烤箱預熱、瑪芬模內刷一層橄欖油。

3. 將蛋液倒入瑪芬模，裝入喜歡的蔬菜餡料。

4. 放入已預熱烤箱，以 180 度烘烤 15 ～ 20 分
鐘即完成。

蔬菜
酪梨油拌彩蔬

材料 紅椒、黃椒、茭白筍、玉米筍、紅蘿蔔、青花菜、酪梨油、鹽巴

步驟 1. 川燙所有食材、瀝乾。

2. 加入酪梨油和鹽巴拌勻即可。

澱粉
鷹嘴豆

鷹嘴豆洗淨泡水一晚，隔天將水倒掉，放入電鍋內鍋，加入蓋過
豆子的水，外鍋加入 1 ～ 2 杯水，開關跳起後將水瀝除，調味後
即可享用。我通常一次煮較多分量，放涼後冰在冷凍庫，想吃的
時候取出退冰、過熱水或是放入烤箱以 160 度烘烤 15 分鐘。

肥胖是一種生活習慣病，
不要去追求短效、速成
卻無法長期執行甚至虐待自己的方式，
一定要找到可以長久執行並且善待自己的方法。

明太子千層 × 木碗沙拉

明太子千層搭配上顏色豐富的木碗沙拉，
在家也能享受媲美餐廳的料理。

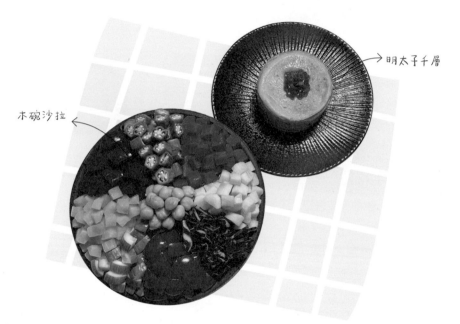

→ 明太子千層

木碗沙拉 ←

蛋白質

明太子千層

材料　3 顆蛋、60cc 無糖豆漿、明太子、鮭魚卵、蔥花、白
芝麻

步驟　1. 打蛋加入豆漿攪拌並過篩。

2. 用煎蛋器煎好層層蛋皮備用。

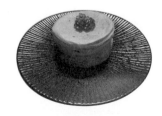

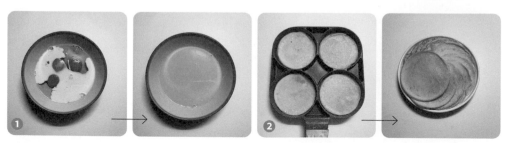

3. 蛋皮抹上明太子後依序疊起，最上層再擺放鮭魚卵、蔥花、撒上白芝麻即完成。

TIPS 明太子有一點鹹度，所以蛋液沒有放鹽巴，依照個人口味添加即可。

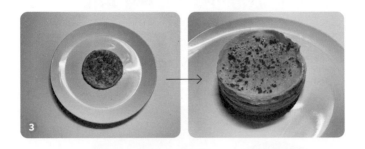

蔬菜

木碗沙拉

材料 紅蘿蔔、黃蘿蔔、茭白筍、秋葵、紅椒、紫甘藍、番茄、水果小黃瓜、苜蓿芽、小豆苗、柴魚醬油

步驟 1. 川燙紅蘿蔔、黃蘿蔔、茭白筍、秋葵，撈起瀝乾並放涼。

2. 將所有食材擺放木碗中，淋上柴魚醬油即完成。

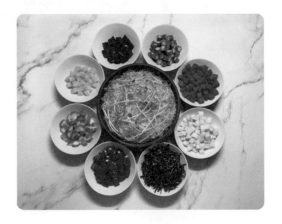

澱粉

鷹嘴豆

鷹嘴豆洗淨泡水一晚，隔天將水倒掉，放入電鍋內鍋，加入蓋過豆子的水，外鍋加入 1～2 杯水，開關跳起後將水瀝除，調味後即可享用。我通常一次煮較多分量，放涼後冰在冷凍庫，想吃的時候取出退冰、過熱水或是放入烤箱以 160 度烘烤 15 分鐘。

想要享瘦，飲食控制絕對比拼命運動重要，但要有好的體態，運動比飲食更好。因為跑步跑得要命，可能消耗不了一塊蛋糕，但只要管住嘴巴，就能避免攝取多餘負擔。

香烤蔥香三色蛋 × 鷹嘴豆時蔬

黃色櫛瓜較為少見，吃起來的口感和綠色櫛瓜差不多，
但風味較為清甜，搭配上綠色青花菜、紫色甘藍，豐富了餐桌風景。

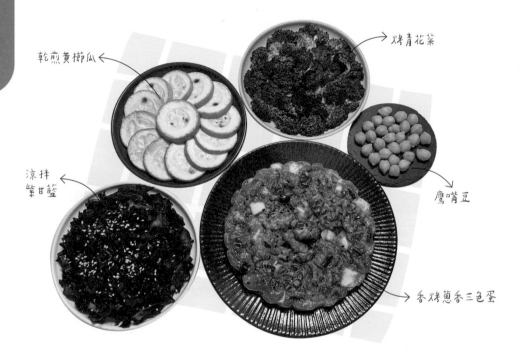

乾煎黃櫛瓜 ←

→ 烤青花菜

涼拌
紫甘藍 ←

→ 鷹嘴豆

→ 香烤蔥香三色蛋

蛋白質

香烤蔥香三色蛋

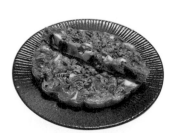

材料 3 顆雞蛋、1 顆皮蛋、1 顆鹹蛋、蔥花、少量飲用水（此為兩人份）

步驟 1. 皮蛋放入電鍋，外鍋加 1 杯水蒸熟，蒸好剝殼，連同鹹蛋切成小塊備用。

> **TIPS** 蒸皮蛋是為了讓蛋黃凝固，切開後成色會比較漂亮。

2. 打蛋液加入少量飲用水、蔥花拌勻。

3. 蛋糕模鋪烘焙紙，放入切小塊的皮蛋、鹹鴨蛋後倒入蛋液。

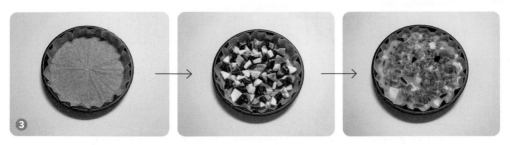

4. 烤箱以上下火 160 度烘烤 25 分鐘即完成。

蔬菜
烤青花菜 青花菜混合橄欖油和鹽巴拌勻，烤箱以 160 度烘烤 15 分鐘即完成。

乾煎黃櫛瓜

材料 黃櫛瓜、鹽巴

步驟 **1.** 櫛瓜洗淨切片。

2. 鍋中刷一點油，放入櫛瓜片，小火將兩面煎香。

3. 起鍋前撒一點鹽巴或胡椒鹽即完成。

涼拌紫甘藍

材料 紫甘藍、鹽巴、白醋、香油

步驟 **1.** 紫甘藍去除最外面的乾皮，清洗切細絲。

2. 用鹽巴抓醃，靜置幾分鐘後，將出水湯汁倒掉並擠乾水分。

3. 加入香油、白醋攪拌均勻即完成。

澱粉
鷹嘴豆

鷹嘴豆洗淨泡水一晚，隔天將水倒掉，放入電鍋內鍋，加入蓋過豆子的水，外鍋加入 1 ～ 2 杯水，開關跳起後將水瀝除，調味後即可享用。我通常一次煮較多分量，放涼後冰在冷凍庫，想吃的時候取出退冰、過熱水或是放入烤箱以 160 度烘烤 15 分鐘。

備餐時我會依照人數，準備好蛋白質 1 份、蔬菜大於 2 的分量，飲食均衡其實是從備餐開始的。

155

花生醬蔥花蛋捲 ✕ 地瓜三蔬

這餐花比較多時間在製作花生蛋捲上，
其他配菜就選擇較簡易的製作方式，只要切一切、
烤一烤就可以完成的蔬食料理，
讓準備餐點是輕鬆享受，而不是忙碌打仗。

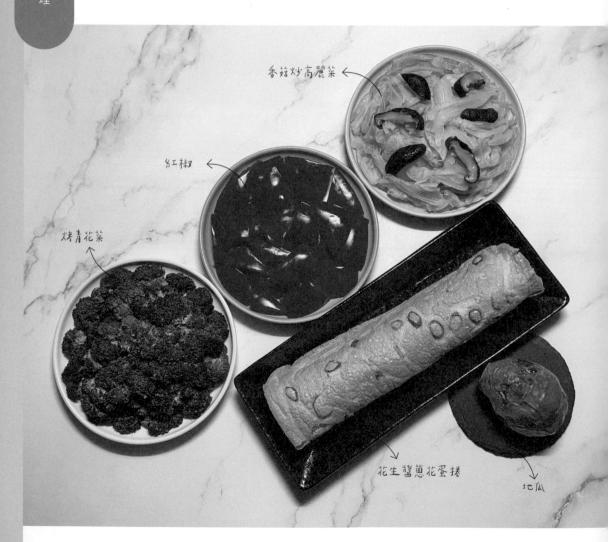

香菇炒高麗菜

紅椒

烤青花菜

花生醬蔥花蛋捲

地瓜

蛋白質
花生醬蔥花蛋捲

材料 雞蛋、蔥花、白芝麻、無糖花生醬、鹽巴

步驟 1. 雞蛋用打蛋器打發到顏色變淺，擁有滑順流動感。打蛋同時預熱烤箱。

2. 蛋液倒入烤盤，撒上蔥花、白芝麻，放入烤箱以 165 度烘烤 20 分鐘。

3. 在烤好的蛋上撒一點鹽巴、抹無糖花生醬，捲起即完成。

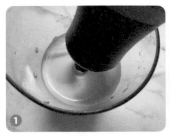
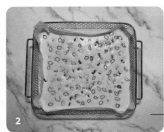
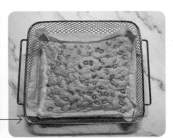

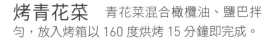
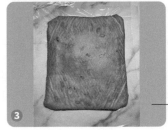
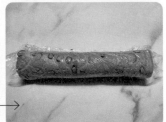

蔬菜
香菇炒高麗菜

材料 高麗菜、乾香菇、鹽巴、橄欖油、蒜片

步驟 1. 泡發香菇後切絲，高麗菜用手剝開葉片，梗處切小段與葉片分開放置。

2. 炒鍋倒油爆香蒜片和香菇絲，放入高麗菜梗拌炒，再加入高麗菜葉拌炒到喜歡的脆度，加鹽巴調味拌炒均勻即完成。

紅椒　免煮，切一切即可盛盤。

烤青花菜　青花菜混合橄欖油、鹽巴拌勻，放入烤箱以 160 度烘烤 15 分鐘即完成。

澱粉
地瓜　市售退冰即食地瓜。

不要羨慕社群上他人的美好，
每個人都有自己生命的缺口，
也有自己人生的坎要過。

珍惜擁有的一切，
善待自己的身心，
完不完美都可以，
胖或瘦也沒關係，
天有陰晴人有悲喜，
善待自己、放過自己、
擁抱自己、照顧自己，
身心靈都別忘記。

蘿蔔絲起司煎蛋 × 地瓜三蔬

我在精實瘦身時期，會戒除牛奶和乳製品，
當瘦身有成時，才會偶爾食用，
請依照自己情況斟酌增減分量。

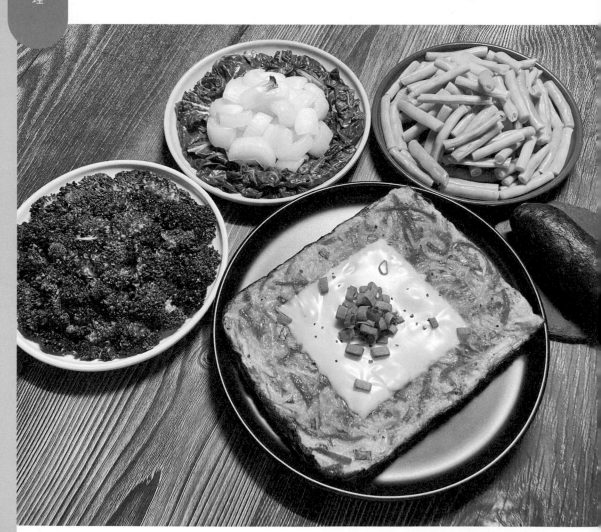

蛋白質 蔬菜
蘿蔔絲起司煎蛋

材料 雞蛋、蝦皮、起司、紅蘿蔔、白蘿蔔、蔥花、白胡椒、黑胡椒、鹽巴

步驟 1. 紅蘿蔔和白蘿蔔去皮刨絲，撒鹽巴抓醃靜置，出水後擰乾所有水分。

　　 2. 混合雞蛋、蝦皮、紅蘿蔔、白蘿蔔、蔥花、白胡椒拌勻。

　　 3. 平底鍋熱鍋倒油，將混合完成的蛋液煎熟，最後擺起司片、撒黑胡椒、擺蔥花即完成。

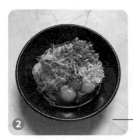 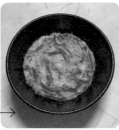 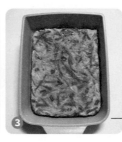 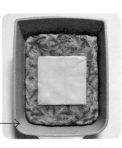

蔬菜
蒜炒奶油白菜

材料 奶油白菜、橄欖油、蒜末、鹽巴

步驟 1. 將奶油白菜洗淨切好，菜梗和菜葉分開放置。

　　 2. 熱鍋倒油炒香蒜末，倒入奶油白菜梗拌炒，再倒入葉段、鹽巴快速拌炒即完成。

酪梨油拌四季豆

材料 四季豆、酪梨油、鹽巴

步驟 1. 四季豆清洗、摘蒂頭、撕除粗纖維、切段。

　　 2. 川燙四季豆，撈起瀝乾。

　　 3. 加入酪梨油和鹽巴拌勻即可。

烤蒜味香料青花菜

材料 青花菜、鹽巴、蒜味香料

步驟 青花菜混合橄欖油、鹽巴、蒜味香料拌勻，放入烤箱以 160 度烘烤 15 分鐘即完成。

澱粉
栗子地瓜　市售退冰即食地瓜。

每一餐每一口都認真，
絕對比每一早每一晚焦慮量體重來得重要。

珠蔥鮪魚蛋餃 ╳ 地瓜時蔬

自製蛋餃，還可以依照自己喜好，
包入肉餡或蝦仁餡，在家享用人氣火鍋料也是超級幸福喔！

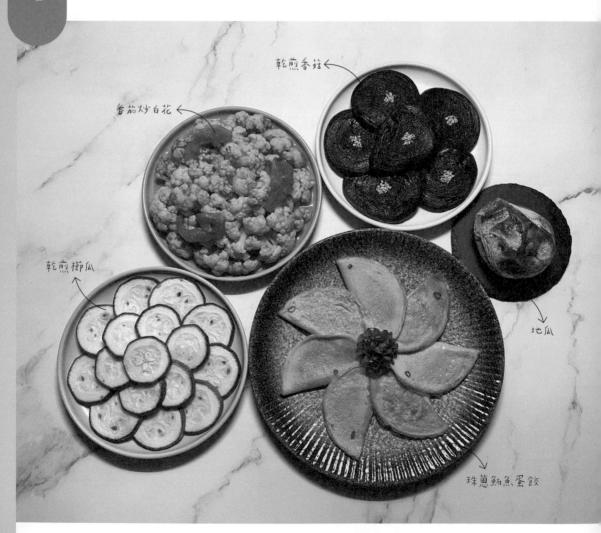

乾煎香菇

番茄炒白花

乾煎櫛瓜

地瓜

珠蔥鮪魚蛋餃

蛋白質

珠蔥鮪魚蛋餃

材料 雞蛋、鮪魚罐頭、珠蔥

步驟 1. 鮪魚罐頭用濾網過濾油（水）放在碗中，加入蔥花拌勻備用。

2. 打蛋攪拌過篩備用。

3. 在煎蛋鍋中倒入蛋液，趁還沒完全熟時將鮪魚放於一邊（記得旁邊預留空間），撈起沒有放餡料那邊的蛋液蓋上，用小湯匙輕壓四周，幫助蛋餃黏合。

4. 小火將蛋餃兩面煎到金黃，即可享用。

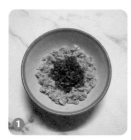 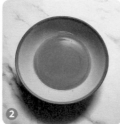 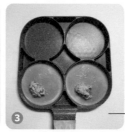 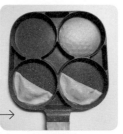

蔬菜

乾煎香菇

材料 香菇、鹽巴、白芝麻、橄欖油

步驟 平底鍋抹少許油，將鮮香菇兩面煎香，撒鹽巴調味，盛盤擺放白芝麻即完成。

乾煎櫛瓜

材料 櫛瓜、鹽巴、橄欖油

步驟 1. 櫛瓜洗淨切片。

2. 鍋中刷一點油，放入櫛瓜片，小火將兩面煎香。

3. 起鍋前撒一點鹽巴或胡椒鹽即完成。

番茄炒白花

材料 牛番茄、白花菜、鹽巴、蒜片、飲用水、橄欖油

步驟 1. 熱鍋下橄欖油爆香蒜片，拌炒切塊番茄約 1 ～ 2 分鐘。

2. 倒入白花菜、一杯水拌炒，蓋上鍋蓋以小火燜煮約 8 ～ 10 分鐘。

3. 開蓋確認白花椰菜是否上色，加鹽巴拌炒均勻即完成。

澱粉 **地瓜** 市售退冰即食地瓜。

知道自己做對的事情、吃對的食物，行有餘力加入運動，一定會更有成效喔！

彩蔬豆腐厚蛋燒

加上大量蔬菜的厚蛋燒，
有如蛋糕般的造型與鬆軟口感，
大口咬下，美味幸福又滿足。

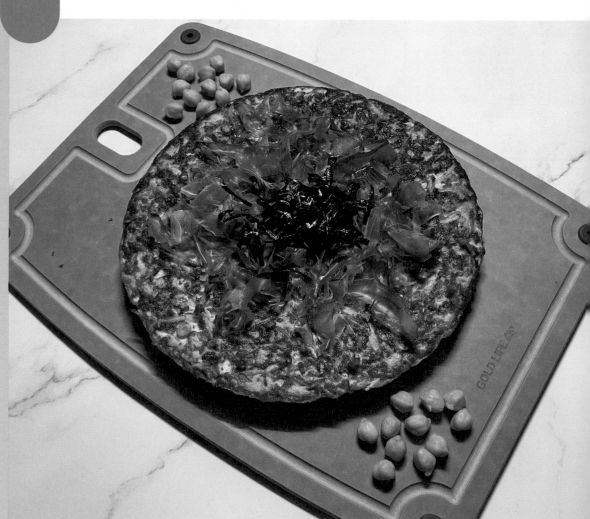

蛋白質　蔬菜

彩蔬豆腐厚蛋燒

材料　板豆腐、雞蛋、高麗菜、紅蘿蔔、洋蔥、杏鮑菇、
珠蔥、鹽巴、黑胡椒、義式香草、柴魚片、海苔絲

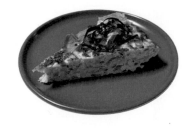

步驟　**1.** 板豆腐去除水分（可用鍋子裝水重壓豆腐），
高麗菜絲、杏鮑菇絲、紅蘿蔔絲撒鹽巴靜置，
倒掉多餘水分，並加入開水清洗，最後擰乾所
有水分。

2. 用食物調理機將豆腐、雞蛋攪拌成細緻的霜狀，再和紅蘿蔔絲、杏鮑菇絲、高
麗菜絲、洋蔥絲、蔥花、黑胡椒、義式香草、鹽巴攪拌均勻，倒入平底鍋並蓋
上鍋蓋以小火慢煎。

3. 煎好盛盤，撒上洋香菜葉、柴魚片、蔥花和海苔絲裝飾即完成。

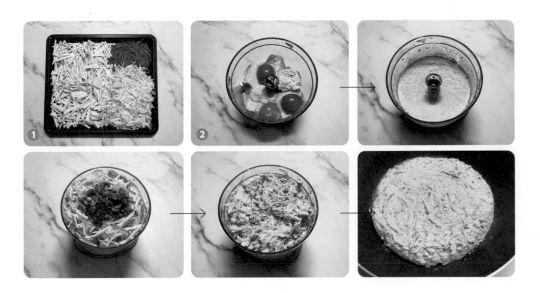

澱粉

鷹嘴豆

鷹嘴豆洗淨泡水一晚，隔天將水倒掉，放入電鍋內鍋，加入蓋過豆子的水，外鍋加入
1 ～ 2 杯水，開關跳起後將水瀝除，調味後即可享用。我通常一次煮較多分量，放涼
後冰在冷凍庫，想吃的時候取出退冰、過熱水或是放入烤箱以 160 度烘烤 15 分鐘。

青花蝦仁蛋花湯 × 地瓜彩蔬

蛋花湯簡單、快速、美味，
還可以變化搭配自己喜歡的配料，像是金針菇、嫩豆腐、肉片等等，
任何人都可以輕鬆料理。

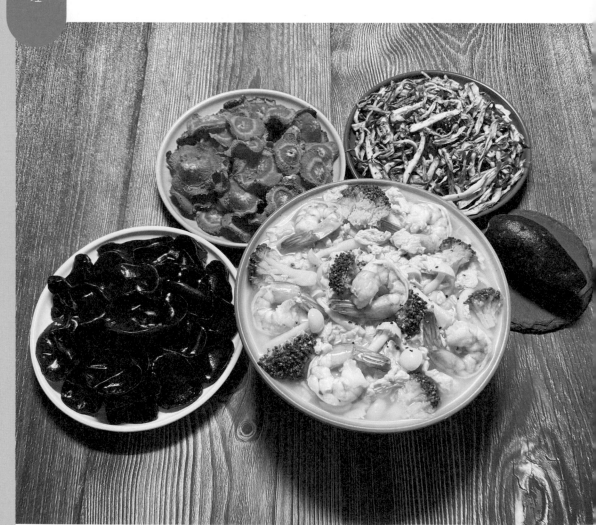

蛋白質　蔬菜
青花蝦仁蛋花湯

材料 蝦仁、雞蛋、雪白菇、青花菜、鹽巴、黑胡椒、橄欖油

步驟 1. 煮一鍋滾水。將雞蛋打散備用。

2. 熱鍋倒油將蛋炒熟，沖入 1 滾水，以中大火煮滾。

3. 依序放入雪白菇、蝦仁、青花菜煮熟，加鹽巴調味拌勻，裝碗撒黑胡椒即完成。

蔬菜
涼拌川耳

材料 川耳、醬油膏、白醋、香油

步驟 1. 川燙川耳撈起、瀝乾。

2. 加入醬油膏、白醋、香油拌勻即完成（可依個人喜好加入嫩薑絲、蒜末、辣椒末或香菜）。

烤蒜味香料紅蘿蔔片

材料 紅蘿蔔片、橄欖油、鹽巴、蒜味香料

步驟 將所有食材混合均勻，放入烤箱以 160 度烘烤 15 分鐘即完成。

烤義式香草杏鮑菇

材料 杏鮑菇、義式香草、橄欖油、鹽巴

步驟 1. 杏鮑菇剝成細絲，撒鹽巴抓醃，靜置出水後倒掉水分。

2. 加入開水清洗，並擰乾所有水分。

3. 加入義式香草、橄欖油、鹽巴攪拌均勻。

4. 烤盤放烘焙紙，放入烤箱以 180 度烘烤 15 分鐘即完成。

澱粉
栗子地瓜　市售退冰即食地瓜。

走過太多減肥冤枉路，才知道好好吃飯其實就是成功之鑰。健康是無價之寶，但我們好好吃飯，就可以一口一口擁有。

豆乾絲鳥巢蛋 × 藜麥彩蔬

我的每餐進食順序都是水肉菜飯，
大多時候的澱粉類會是以地瓜、栗子、南瓜等為主，
放在最後享用，很像是在吃餐後甜點。因為已經習慣如此的順序，
即使改成味道較平淡的藜麥飯，也能吃得有滋有味。

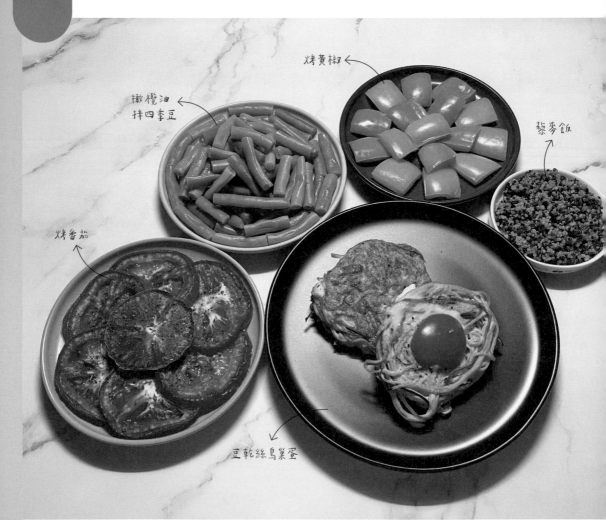

烤黃椒 ←

撒橄欖油
拌四季豆 →

← 藜麥飯

烤番茄 →

← 豆乾絲鳥巢蛋

蛋白質 蔬菜

豆乾絲鳥巢蛋

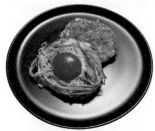

材料 豆乾絲、雞蛋、紅蘿蔔、櫛瓜、黑胡椒、鹽巴

步驟 1. 紅蘿蔔和櫛瓜刨成絲狀備用。

2. 煮一鍋水，水滾持續大火，下紅蘿蔔和豆乾絲川燙約 20 ～ 30 秒，撈起瀝乾，放涼備用。

3. 將蛋白蛋黃分開，蛋白混合豆乾絲、紅蘿蔔絲、櫛瓜絲、鹽巴拌勻，蛋黃放旁邊備用。

4. 將混合完成的豆乾絲整型成甜甜圈造型，置於盤中。

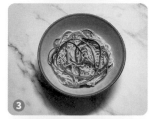

5. 平底鍋熱鍋將整型好的乾絲移至鍋中，中間空洞舀入一點蛋白液裝填，蓋鍋蓋以小火將兩面稍煎定型，將蛋黃打入中間凹洞，蓋上鍋蓋煎至喜歡的熟度，盛盤撒上黑胡椒即完成。

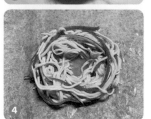

蔬菜

烤番茄

材料 番茄、橄欖油、鹽巴、洋香菜葉、義式香草

步驟 1. 番茄切片平鋪在烤盤上，橄欖油混合鹽巴刷在表面上。

2. 放入烤箱以 160 度烘烤 15 分鐘，盛盤撒上義式香草、洋香菜葉即完成。

烤黃椒

材料 黃椒、橄欖油、鹽巴

步驟 黃椒加入橄欖油、鹽巴拌勻，放入烤箱以 160 度烘烤 5 分鐘即完成。

橄欖油拌四季豆

材料 四季豆、橄欖油、鹽巴

步驟 1. 四季豆清洗、摘蒂頭、撕除粗纖維、切段。

2. 川燙四季豆，撈起瀝乾。

3. 加入橄欖油和鹽巴拌勻即可。

澱粉

藜麥飯

清洗後加入清水（比例約為 1：1.2，有的食譜會建議以藜麥 1：水 2，可視個人喜歡調整），放入電鍋，外鍋加一杯水，開關跳起再燜一下即完成。

玉子燒 × 栗子彩蔬

這道玉子燒，吃得到滿滿蛋香、奶香，
加上起司片也非常美味。

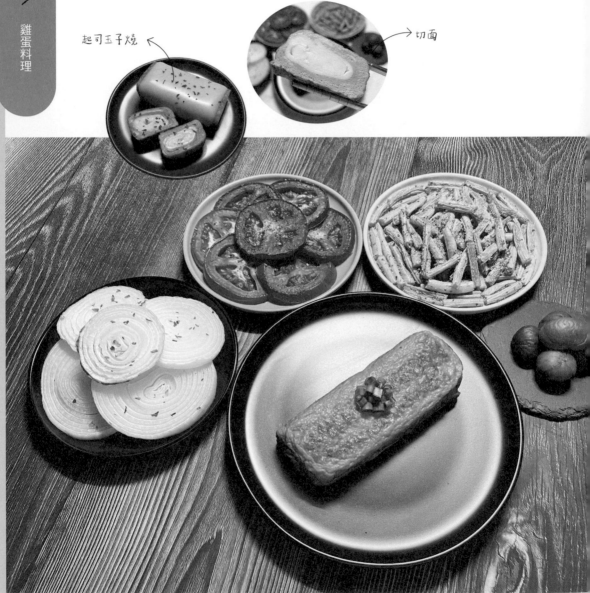

起司玉子燒

切面

蛋白質 蔬菜
玉子燒

材料 三顆雞蛋、鮮奶、鹽巴、蔥綠、紅椒丁

步驟 1. 將兩顆蛋白、鹽巴、20cc 鮮奶拌勻備用。

2. 兩顆蛋黃、一顆全蛋、20cc 鮮奶拌勻備用。

3. 用玉子燒鍋先倒 **1** 的蛋白成捲,外圈再倒入 **2** 的蛋黃包覆。

4. 擺盤放上蔥綠、紅椒丁即完成。

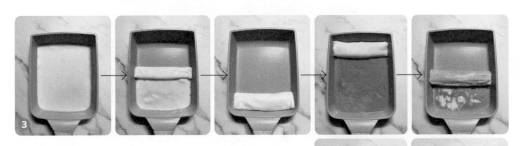

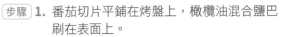

蔬菜
烤番茄

材料 番茄、橄欖油、鹽巴、洋香菜葉、義式香草

步驟 1. 番茄切片平鋪在烤盤上,橄欖油混合鹽巴刷在表面上。

2. 放入烤箱以 160 度烘烤 15 分鐘,盛盤撒上義式香草、洋香菜葉即完成。

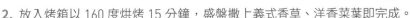

烤洋蔥

材料 洋蔥、橄欖油、鹽巴、洋香菜葉

步驟 1. 洋蔥切片平鋪在烤盤上,橄欖油混合鹽巴刷在表面上。

2. 放入烤箱以 160 度烘烤 15 分鐘,撒上洋香菜葉即完成。

烤蒜味香料四季豆

材料 四季豆、蒜味香料、鹽巴、橄欖油、白芝麻

步驟 1. 四季豆清洗、摘除蒂頭、撕除粗纖維、切段。

2. 四季豆混合蒜味香料、鹽巴、橄欖油、白芝麻拌勻。

3. 放入烤箱以 160 度烘烤 15 分鐘即完成。

澱粉 清蒸栗子
冰箱常備冷凍栗子仁,拿取要吃的分量裝碗,放入電鍋,外鍋加入一杯水,開關跳起來後再燜 10 ～ 15 分鐘即可。

香菇雞肉無米粥 × 地瓜彩蔬

自己煮的好處就是吃得到真材實料，
滿滿的香菇與雞胸肉，鹹香滋味滿足味蕾。

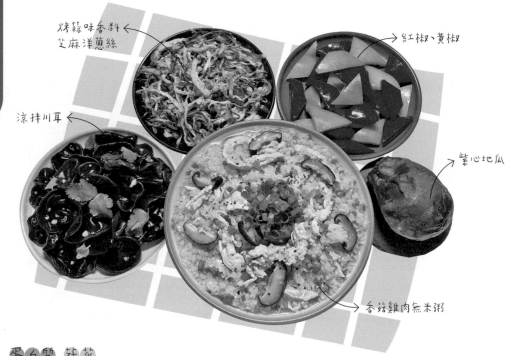

烤蒜味香料
芝麻洋蔥絲

紅椒、黃椒

涼拌川耳

紫心地瓜

香菇雞肉無米粥

蛋白質 蔬菜

香菇雞肉無米粥

材料　雞胸肉、雞蛋、乾香菇、紅蘿蔔、花椰菜米、蔥花、鹽巴、薑片、米酒、香油、
黑胡椒、白胡椒

步驟　**1.** 煮一鍋水沸騰，放入薑片、米酒和雞胸肉煮1分鐘，關火蓋上鍋蓋燜20分鐘。
雞胸肉放涼剝絲備用。

> TIPS　雞胸肉分量多寡與水量都會影響雞肉烹煮的時間，可依照狀況斟酌調整。

2. 乾香菇泡水切絲，紅蘿蔔切末。

3. 砂鍋倒入少許香油，煸香香菇絲，再倒入花椰菜米和紅蘿蔔末拌炒，將水分
煸乾，倒入 **1** 煮雞胸肉的雞湯，蓋鍋蓋煨煮約 15 ～ 20 分鐘（雞湯蓋過食
材再略多一點即可，燜煮時隨時注意水量，避免水太多失去口感、水太少燒
焦。燜煮時間依喜好自行調整）。

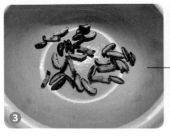
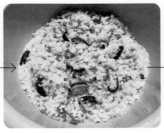
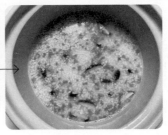

4. 加入雞肉絲、鹽巴和白胡椒調味，打入蛋花，凝固後裝碗撒蔥花、黑胡椒即完成。

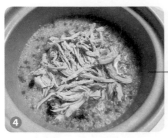
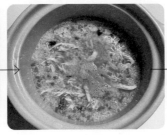
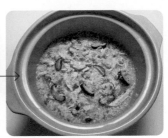

蔬菜

涼拌川耳

[材料] 川耳、醬油膏、白醋、香油、蒜末、香菜

[步驟] 1. 川燙川耳撈起、瀝乾。

2. 加入醬油膏、白醋、香油、蒜末、香菜拌勻即完成（可依個人喜好加入嫩薑絲、辣椒末）。

紅椒、黃椒　免煮，切一切即可盛盤。

烤蒜味香料芝麻洋蔥絲

[材料] 牛奶洋蔥、大蒜綜合香料、白芝麻、鹽巴、橄欖油

[步驟] 1. 洋蔥切絲，撒鹽巴抓醃，出水後倒掉水分。

2. 加入開水清洗，擰乾所有水分。

3. 洋蔥絲加入橄欖油、大蒜綜合香料、白芝麻、鹽巴攪拌均勻。

4. 烤盤放上烘焙紙，鋪上洋蔥絲，放入烤箱以 160 度烘烤 15 分鐘即完成。

澱粉　紫心地瓜　市售退冰即食地瓜。

不要用年紀侷限渴望，渴望享瘦、健康活出自己，此刻就是最佳時機。

171

豆漿雞腿排火鍋

豆漿湯底能讓食材更順口，
是一道很有飽足感的蛋白質鍋。

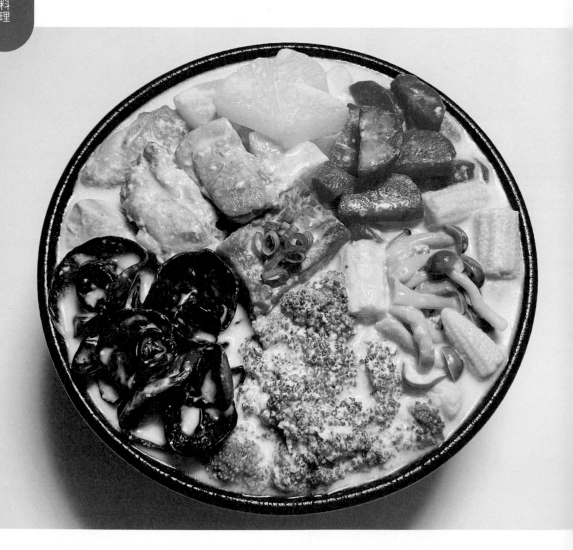

蛋白質　蔬菜　澱粉

豆漿雞腿排火鍋

材料 去骨雞腿排、無糖豆漿、高麗菜、洋蔥、白蘿蔔、紅蘿蔔、鴻喜菇、玉米筍、青花菜、南瓜、川耳、蔥、薑片、鹽巴

步驟 1. 白蘿蔔、紅蘿蔔、南瓜、洋蔥切塊，高麗菜切片、玉米筍切小段、青花菜切小朵。

2. 取一湯鍋，放入紅、白蘿蔔和淹過蘿蔔的少量水烹煮。

3. 炒鍋熱鍋，去骨雞腿排皮面先下鍋煎至表面金黃、逼出雞油，兩面煎香夾出，用雞油將高麗菜、洋蔥、蔥白、薑片炒香。

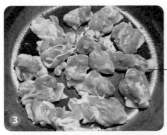 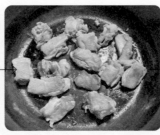 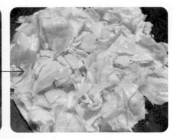

4. 將雞腿放回鍋中，倒入 1 的蘿蔔、少量湯、所有蔬菜、無糖豆漿，小火煮滾加入鹽巴，裝碗擺放蔥花享用。

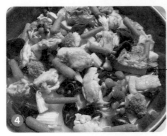 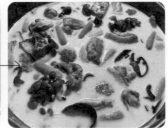

名牌買不完，美食吃不完，
得到的快樂很短暫，
所以要一直買一直吃，
深夜空虛，惡性循環。

照顧自己的心很難，
更不該連身體也為難，
善待自己，
努力學習珍惜擁有與踏實自在。

幸福，應該是心理狀態，
而不是消費型態。

173

香烤櫻桃鴨肉串 × 鷹嘴豆彩蔬

用心留意，你會發現，
美食可以有千變萬化，更棒的是，
自己都能做得出來。

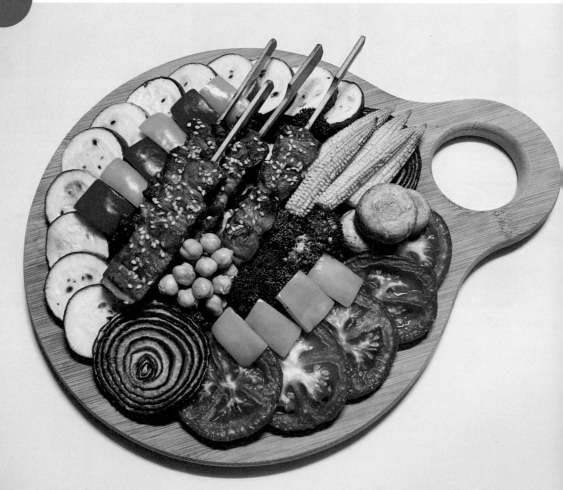

蛋白質

香烤櫻桃鴨肉串

材料　市售已調味櫻桃鴨肉串

步驟　放入烤箱以 160 度烘烤 8 分鐘，翻面再以 180 度烤 8 分鐘，撒上芝麻即可盛盤。

蔬菜

烤蔬菜

材料　番茄、紫洋蔥、紅椒、黃椒、青花菜、玉米筍

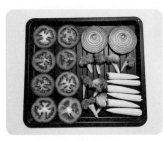

步驟　1. 番茄、紫洋蔥切片，青花菜切小朵，甜椒切小塊。

　　　2. 將所有蔬菜平鋪烤盤，橄欖油混合鹽巴刷在表面上，放入烤箱以 160 度烤 15 分鐘（甜椒最後 5 分鐘再放入即可）。

乾煎櫛瓜

材料　櫛瓜、鹽巴

步驟　1. 櫛瓜洗淨切片。

　　　2. 鍋中刷一點油，放入櫛瓜片，以小火將兩面煎香。

　　　3. 起鍋前撒一點鹽巴或胡椒鹽即完成。

乾煎蘑菇

材料　蘑菇、鹽巴、黑胡椒

步驟　1. 鍋中刷一點油，放入蘑菇，小火將兩面煎香。

　　　2. 起鍋前撒一點鹽巴、黑胡椒即完成。

澱粉

鷹嘴豆

鷹嘴豆洗淨泡水一晚，隔天將水倒掉，放入電鍋內鍋，加入蓋過豆子的水，外鍋加入 1 ～ 2 杯水，開關跳起後將水瀝除，調味後即可享用。我通常一次煮較多分量，放涼後冰在冷凍庫，想吃的時候取出退冰、過熱水或是放入烤箱以 160 度烘烤 15 分鐘。

運動種類與強度，依照自己狀況調整嘗試，就會發現自己越來越厲害。

不管如何，不要跟別人比，跟昨天的自己比就好。

蒜頭蔥雞湯
✕ 芋頭高麗菜滷

季節轉換之際，來碗蒜頭蔥雞湯，
幫自己與家人提升免疫力吧！

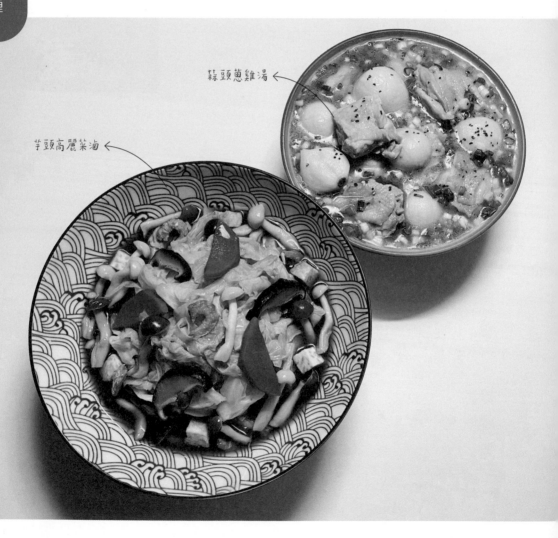

蒜頭蔥雞湯

芋頭高麗菜滷

蛋白質

蒜頭蔥雞湯

材料 去骨雞腿排、蒜仁、蔥花、鹽巴

步驟 **1.** 炒鍋熱鍋，去骨雞腿排的皮面向下，煎至表面金黃、逼出雞油，加鹽巴繼續拌炒。

2. 倒入一半的蒜頭，拌炒到變色微焦。

3. 倒入滾燙熱水，加入剩下的蒜頭轉小火熬煮 20 分鐘，加鹽巴調味。

4. 切大量蔥花放碗中，將雞肉、蒜頭、滾燙雞湯倒入碗內即完成。

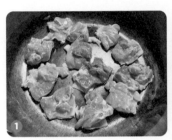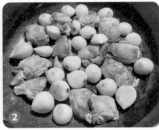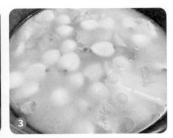

蔬菜

高麗菜滷

材料 金鉤蝦、乾香菇、紅蘿蔔、高麗菜、雪白菇、鴻喜菇、鹽巴、醬油、橄欖油

步驟 **1.** 金鉤蝦沖洗瀝乾、乾香菇泡開切絲、紅蘿蔔切片、手剝高麗菜葉、高麗菜梗洗淨切成寬約 3 公分（梗和葉分開），所有食材處理好備用。

2. 熱鍋倒油炒香金鉤蝦、乾香菇，待香味出來，放入高麗菜梗拌炒。

3. 待菜梗稍軟，放入菜葉和其他食材、少量飲用水、醬油、鹽巴拌炒一下，蓋鍋蓋燜煮至喜歡的軟硬度即完成。

澱粉

清蒸芋頭

可購買已處理好的冷凍芋頭塊，放入電鍋，
外鍋加入一杯水蒸熟即可。

不需要特別抽時間運動，把握生活片段零散時間，看電視、滑手機、甚至煮飯，就可以開始深蹲。

蒜味香料烤雞翅
╳ 地瓜彩蔬

醬料、調味料越多越下飯，對身體也會造成較多負擔，
所以我很少購買市售已經調味好的產品，
而是自行添加適量香味調味，一樣可以擁有幸福味道。

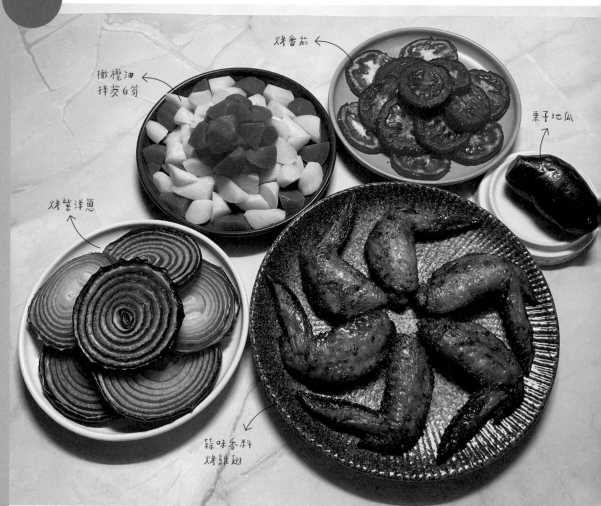

烤番茄

撒橄欖油
拌茭白筍

栗子地瓜

烤紫洋蔥

蒜味香料
烤雞翅

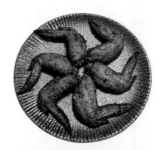

蛋白質

蒜味香料烤雞翅

材料　雞翅膀、大蒜綜合香料、醬油、米酒

步驟　1. 雞翅膀洗淨，用廚房紙巾擦乾，加入大蒜綜合香料、醬油、米酒抓醃備用。

　　　2. 預熱烤箱，烤盤鋪上烘焙紙，將雞翅膀以 160 度烤 15 分鐘，翻面再以 180 度烤 5 分鐘即完成。

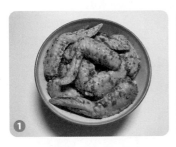
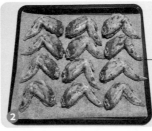
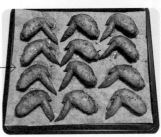

蔬菜

橄欖油拌茭白筍

材料　紅蘿蔔、茭白筍、橄欖油、鹽巴

步驟　1. 紅蘿蔔、茭白筍切成適口大小，川燙後撈起瀝乾。

　　　2. 加橄欖油、鹽巴拌勻即可。

烤番茄

材料　番茄、橄欖油、鹽巴、洋香菜葉

步驟　番茄切片平鋪在烤盤上，橄欖油混合鹽巴刷在表面上，放入烤箱以 160 度烤 15 分鐘，盛盤撒上洋香菜葉即完成。

烤紫洋蔥

材料　紫洋蔥、橄欖油、鹽巴

步驟　紫洋蔥切片平鋪在烤盤上，橄欖油混合鹽巴刷在表面上，放入烤箱以 160 度烤 15 分鐘。

澱粉

栗子地瓜　市售退冰即食地瓜。

金沙彩蔬雞丁 × 地瓜

我很喜歡金沙料理，
這道料理的菜菜肉肉都均勻裹上金沙，鹹香美味超可口。

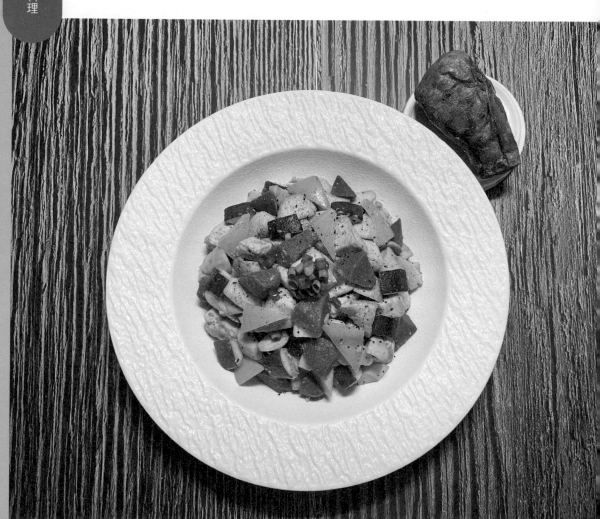

蛋白質　蔬菜

金沙彩蔬雞丁

材料 雞胸肉、鹹鴨蛋、紅蘿蔔、茭白筍、櫛瓜、黃椒、杏鮑菇、蒜末、黑胡椒、蔥花、
鹽巴、橄欖油

步驟 1. 雞胸肉用黑胡椒、鹽巴、橄欖油抓醃。

2. 紅蘿蔔、茭白筍、杏鮑菇切成適口大小，川燙後撈起瀝乾備用。

3. 熱鍋將雞胸肉煎熟盛起備用。

4. 櫛瓜拌炒至熟盛起備用。

5. 熱鍋加橄欖油炒香蒜末，加入鹹蛋黃炒到起泡關火，倒入所有食材拌勻、盛盤、
撒黑胡椒、擺蔥花即完成。

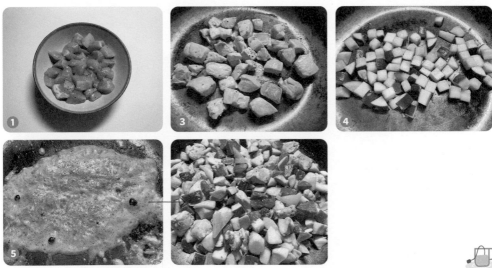

澱粉

地瓜　市售退冰即食地瓜。

年輕的時候，被商人洗腦，
愛自己，都建築在商人賺錢的話術裡。

直到這兩年才真正明白，寵愛自己，
不是買多少名牌，不是吃多少餐廳，
不是玩多少行程，而是不管任何時候，
都能正視自己的感受，並且照顧自己的心。

無澱粉鴨肉麵 ╳ 鷹嘴豆彩蔬

以杏鮑菇製作成偽麵條，
加上半熟蛋和鴨肉片，簡直是完美組合，
請大家一定要試試看。

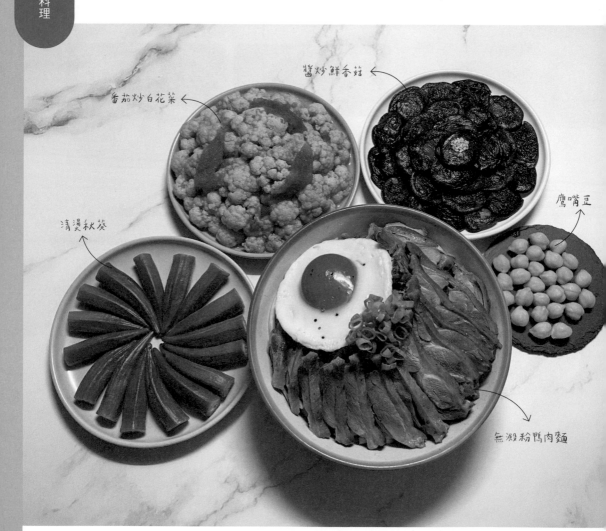

醬炒鮮香菇 ←

番茄炒白花菜 ←

鷹嘴豆

清燙秋葵

無澱粉鴨肉麵

蛋白質　蔬菜

無澱粉鴨肉麵

材料 市售退冰即食油封鴨腿排、雞蛋、杏鮑菇、辣渣、蔥花、黑胡椒

步驟 1. 杏鮑菇切細條，乾鍋炒到出水、收乾，盛起備用。

2. 鴨腿入鍋將皮面煎至金黃，另煎太陽蛋備用。

3. 杏鮑菇淋上鴨油、擺辣渣、已切片鴨腿排，放上太陽蛋、蔥花，撒上黑胡椒即完成。

蔬菜

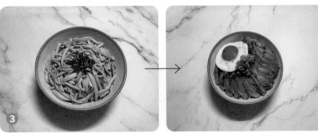

醬炒鮮香菇

材料 鮮香菇、醬油膏、白芝麻、橄欖油

步驟 平底鍋抹少許油，將鮮香菇兩面煎香，拌入醬油膏混合均勻，擺放白芝麻即完成。

番茄炒白花菜

材料 番茄、白花菜、橄欖油、鹽巴、蒜片、飲用水

步驟 1. 熱鍋下橄欖油爆香蒜片，拌炒番茄約 1 ～ 2 分鐘。

2. 倒入白花菜、一杯水拌炒，蓋上鍋蓋以小火燜煮約 8 ～ 10 分鐘。

3. 開蓋確認白花椰菜是否上色，加鹽巴炒均勻即完成。

清燙秋葵　川燙秋葵、撈起泡冰水降溫即可盛盤。

澱粉

鷹嘴豆

鷹嘴豆洗淨泡水一晚，隔天將水倒掉，放入電鍋內鍋，加入蓋過豆子的水，外鍋加入 1 ～ 2 杯水，開關跳起後將水瀝除，調味後即可享用。我通常一次煮較多分量，放涼後冰在冷凍庫，想吃的時候取出退冰、過熱水或是放入烤箱以 160 度烘烤 15 分鐘。

照顧自己、寵愛自己、珍惜自己，因為今生陪伴你最久的貴客是你自己。

雞腿排豆皮三明治
× 栗子彩蔬

不用繁瑣步驟，就能完成這道美味與營養兼具的三明治，
還能自行更換喜歡的食材，變化出多種組合。

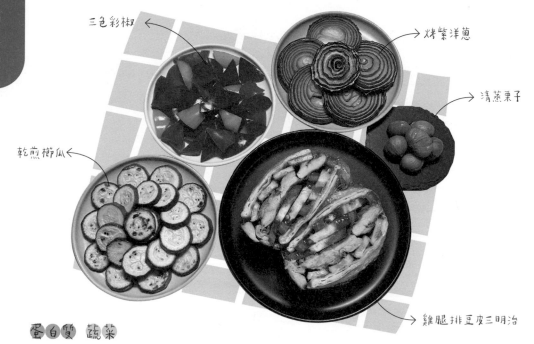

三色彩椒

烤紫洋蔥

清蒸栗子

乾煎櫛瓜

雞腿排豆皮三明治

蛋白質 蔬菜

雞腿排豆皮三明治

材料 豆皮、去骨雞腿排、無糖花生醬、番茄、小黃瓜、大蒜綜合香料、米酒、醬油

步驟 1. 去骨雞腿排清洗擦乾，在肉面劃刀，加入大蒜綜合香料、米酒、醬油醃漬至
少一小時。

2. 烤盤鋪上烘焙紙，放入醃好的肉排（雞皮向下），以 160 度烘烤 12 分鐘，
再將皮面向上，以 200 度烤 5 分鐘，取出備用。

3. 豆皮用平底鍋煎至表面金黃，盛起備用。

4. 豆皮抹上無糖花生醬，依序包入小黃瓜、雞腿排、番茄，再用保鮮膜包裹起
來，切好擺盤即完成。

TIPS 也可加入自己喜歡的生菜、苜蓿芽、里肌肉、荷包蛋，讓三明治更豐盛。

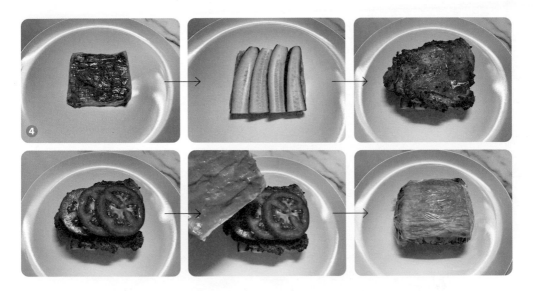

蔬菜

乾煎櫛瓜

材料 櫛瓜、鹽巴、橄欖油

步驟 1. 櫛瓜洗淨切片。

2. 鍋中刷一點油，放入櫛瓜片，以小火將兩面煎香。

3. 起鍋前撒上一點鹽巴或胡椒鹽即完成。

三色彩椒

材料 紅椒、橘椒、青椒

步驟 免煮，切一切即可盛盤。

烤紫洋蔥　洋蔥切片平鋪烤盤上，橄欖油混合鹽巴刷在表面，放入烤箱以 160 度烤 15 分鐘即完成。

澱粉

清蒸栗子

冰箱常備冷凍栗子仁，拿取要吃的分量裝碗，放入電鍋，外鍋加入一杯水，開關跳起來後再燜 10 ～ 15 分鐘即可。

不要去看目標有多遠，只要一天做一點，就比昨天好一點，過一段時間，妳就會發現自己已經走好遠。

無澱粉握便當 × 栗子彩蔬

這道握便當的靈感來自於超商推出的產品，
不過將白米飯換成花椰菜米，加上豐富的蔬菜配料，
一口咬下，厚實滿足！

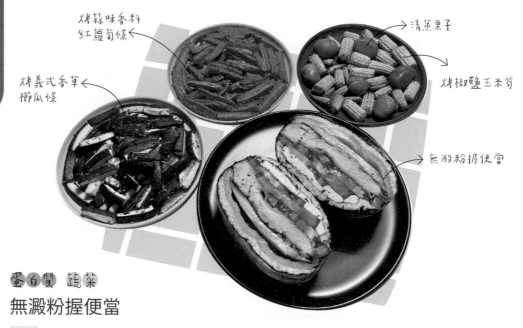

烤蒜味香料紅蘿蔔條 ←

→ 清蒸栗子

烤義式香草櫛瓜條 ←

→ 烤椒鹽玉米筍

→ 無澱粉握便當

蛋白質 蔬菜

無澱粉握便當

材料 去骨雞腿排、牛奶、花椰菜米煎蛋、海苔、小黃瓜、番茄、黃椒、鹽巴

步驟 1. 去骨雞腿排用自己喜歡的醃料（醬油、五香粉等）醃漬一會兒，煎（或烤）好備用。

2. 打蛋將蛋白、蛋黃分開。蛋黃混合少量牛奶煎蛋備用。

3. 乾鍋拌炒花椰菜米，將多餘水分炒乾，盛起和蛋白、鹽巴混合攪拌，煎熟定型。

4. 烘焙紙上鋪一層保鮮膜，依序擺放花椰菜米蛋白煎蛋、黃椒、小黃瓜、去骨雞腿排、番茄、煎蛋黃、花椰菜米蛋白煎蛋。

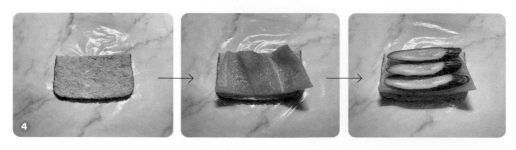

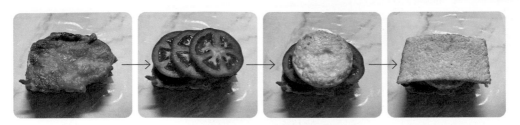

5. 將所有食材移至海苔上包覆起來,並運用保鮮膜加壓包覆即完成。

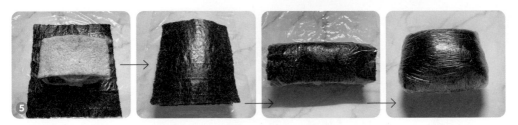

蔬菜

烤椒鹽玉米筍

材料 玉米筍、胡椒鹽、橄欖油

步驟 玉米筍加胡椒鹽、橄欖油,放入烤箱以 160 度烤 15 分鐘即完成。

烤義式香草櫛瓜條

材料 櫛瓜條、橄欖油、義式香草、鹽巴

步驟 櫛瓜混合橄欖油、義式香草、鹽巴拌勻,放入烤箱以 160 度烤 15 分鐘即完成。

烤蒜味香料紅蘿蔔條

材料 紅蘿蔔、蒜味香料、橄欖油、鹽巴

步驟 紅蘿蔔切成條狀,混合橄欖油、鹽巴、蒜味香料拌勻,放入
烤箱以 160 度烤 15 分鐘即完成。

澱粉

清蒸栗子

冰箱常備冷凍栗子仁,拿取要吃的分量裝碗,放入電鍋,外鍋加
入一杯水,開關跳起來後再燜 10 ～ 15 分鐘即可。

不怨天地,相信自己。
沒有傘,我就跑,
沒有路,我就爬,
翻山越嶺也要努力找自己的康莊大道。

義式香草彩蔬雞丁

雞胸肉也可以換成雞腿肉，
依照喜好享受被款待的幸福感受。

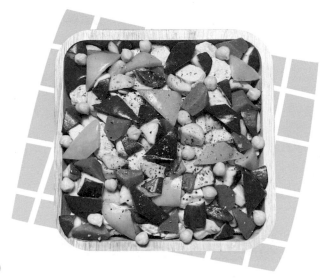

蛋白質　蔬菜

義式香草彩蔬雞丁

材料 雞胸肉、櫛瓜、紅蘿蔔、杏鮑菇、紅椒、黃椒、蒜末、黑胡椒、義式香草、鹽巴、橄欖油

步驟 1. 雞胸肉切小塊，用黑胡椒、鹽巴、橄欖油抓醃備用。

2. 將所有蔬菜切成適口大小。

3. 川燙紅蘿蔔備用。平底鍋乾煎杏鮑菇，將每面煎熟盛起備用。

4. 平底鍋煎雞胸肉，煎熟後盛起備用。

5. 炒鍋先下橄欖油炒蒜末，放入櫛瓜拌炒，再加入紅蘿蔔、杏鮑菇、紅椒、黃椒和雞胸肉拌炒，起鍋前加入胡椒、義式香草、鹽巴拌勻即完成。

澱粉

鷹嘴豆

鷹嘴豆洗淨泡水一晚，隔天將水倒掉，放入電鍋內鍋，加入蓋過豆子的水，外鍋加入1～2杯水，開關跳起後將水瀝除，調味後即可享用。我通常一次煮較多分量，放涼後冰在冷凍庫，想吃的時候取出退冰、過熱水或是放入烤箱以160度烘烤15分鐘。

蒜香雞胸 ✕ 地瓜彩蔬

雞胸肉加上雞蛋，
提供一餐的蛋白質來源，營養又飽足。

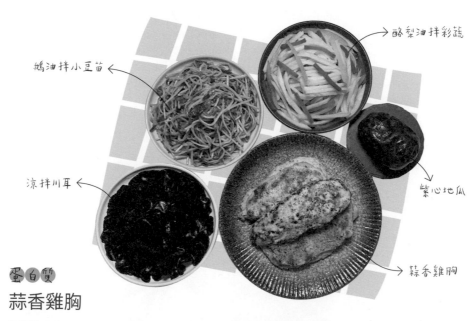

鵝油拌小豆苗 →

酪梨油拌彩蔬

涼拌川耳 →

紫心地瓜

蒜香雞胸

蛋白質

蒜香雞胸

材料 雞胸肉、雞蛋、鹽巴、黑胡椒、橄欖油、大蒜綜合香料

步驟 1. 雞胸肉切片，加入雞蛋、鹽巴、黑胡椒、橄欖油、大蒜綜合香料抓醃。

2. 平底鍋熱鍋，將雞胸肉兩面煎香即完成。

蔬菜

酪梨油拌彩蔬

紅蘿蔔、茭白筍、黃椒切成長條狀，川燙後撈起瀝乾。加入酪梨油、鹽巴拌勻即可。

鵝油拌小豆苗　　川燙小豆苗，撈起瀝乾。加入市售已調味鵝油香蔥拌勻即可。

涼拌川耳　　川燙川耳，撈起瀝乾。加入醬油膏、白醋、香油拌勻即完成。

澱粉

紫心地瓜　　市售退冰即食地瓜。

千張鴨賞鹹派 × 地瓜彩蔬

鹹豬肉、鴨賞、臘肉、香腸、培根、熱狗、火腿，
偶爾想吃這些加工肉品，怎麼辦？
除了選擇添加物越少越好的產品，
當餐盡量搭配大量蔬菜、蛋白質種類也盡可能多樣化。
在精實瘦身時期我完全不碰加工肉品，
現在偶爾才吃，也請大家斟酌食用。

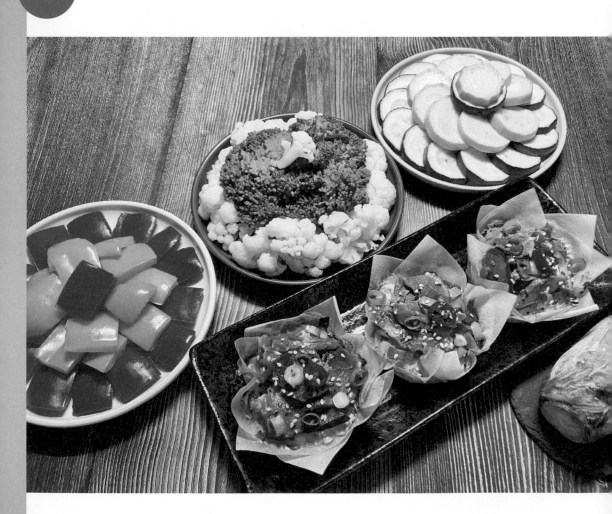

蛋白質 蔬菜

千張鴨賞鹹派

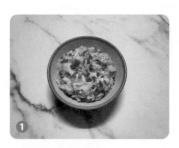

[材料] 千張、鴨賞、雞蛋、鮮奶、高麗菜、紅蘿蔔、蔥、
辣椒、香油、黑胡椒、白芝麻

[步驟] **1.** 高麗菜切小塊,紅蘿蔔切末,快速拌炒備用。

2. 打蛋加入鮮奶,過篩備用(一顆蛋搭配 20cc
鮮奶)。

3. 千張交疊鋪在瑪芬模上,放入 **1** 的高麗菜和
紅蘿蔔、裝填 **2** 的蛋液,放入已預熱烤箱以
160 度烤 15 分鐘。

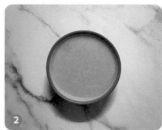

4. 鴨賞混合香油、蔥白、蔥綠、辣椒,放入烘
烤完成的 **3** 上,撒上黑胡椒和白芝麻即完成。

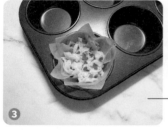
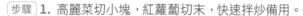
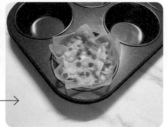
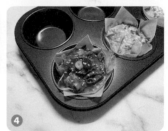

蔬菜

煎雙色櫛瓜

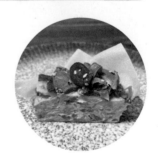

[材料] 櫛瓜、鹽巴

[步驟] 櫛瓜洗淨切片,在鍋中刷一點油,放入櫛瓜片,以小
火將兩面煎香,起鍋前撒一點鹽巴或胡椒鹽即完成。

烤雙色甜椒

[材料] 彩椒、橄欖油、鹽巴

[步驟] 彩椒加入橄欖油、鹽巴拌勻,放入烤箱以 160 度烤 5 分鐘即完成。

酪梨油拌雙色花菜

[材料] 雙色花菜、酪梨油、鹽巴

[步驟] 將雙色花菜切小朵,川燙後撈起瀝乾,加入酪梨油和鹽巴拌勻即完成。

澱粉 **地瓜** 市售退冰即食地瓜。

抱子芥菜干貝雞湯

很多人抱子芥菜都是用炒的居多，可以試試看加入湯裡的風味。
加入乾的干貝，也可以讓湯頭更香喔！

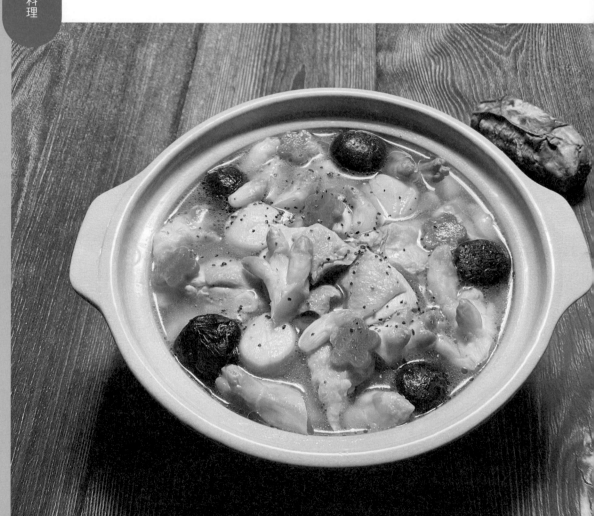

蛋白質　蔬菜

抱子芥菜干貝雞湯

材料 去骨雞腿排、生食級干貝、抱子芥菜、紅蘿蔔、乾香菇、杏鮑菇、鹽巴、白胡椒、薑片、香油、黑胡椒

步驟 1. 煮一鍋水，水滾加入鹽巴、香油川燙抱子芥菜約 30 秒撈起瀝乾備用。另煮一鍋滾水備用。

2. 在砂鍋裡擺放紅蘿蔔、乾香菇、杏鮑菇、薑片備用。

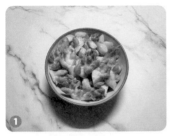
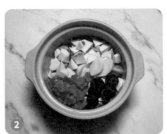

3. 炒鍋熱鍋煎香雞腿排，倒入滾水大火煮滾後，將雞腿排和雞湯移入砂鍋，加入鹽巴、白胡椒，蓋上鍋蓋燜煮至熟，放入干貝煮約 2 分鐘，加入抱子芥菜再次煮滾後關火，撒黑胡椒即完成。

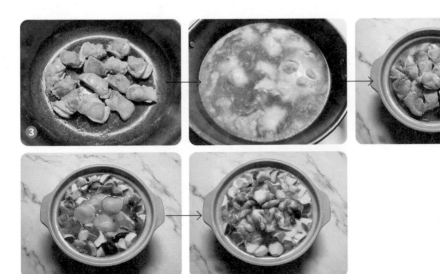

澱粉

地瓜　市售退冰即食地瓜。

好好吃飯、好好運動、好好學習，
一步一腳印沒有半點僥倖，
雖不復雙十年華青春無瑕，
但求雙二十年華活出漂亮。

彩蔬味噌炒雞腿 × 藜麥飯

我是一個普通的家庭主婦，所有預算都必須花在刀口上，
如果你有時間或金錢預算，可以找專業人士輔助，
就算沒有，也不一定會阻礙你的瘦身之路。

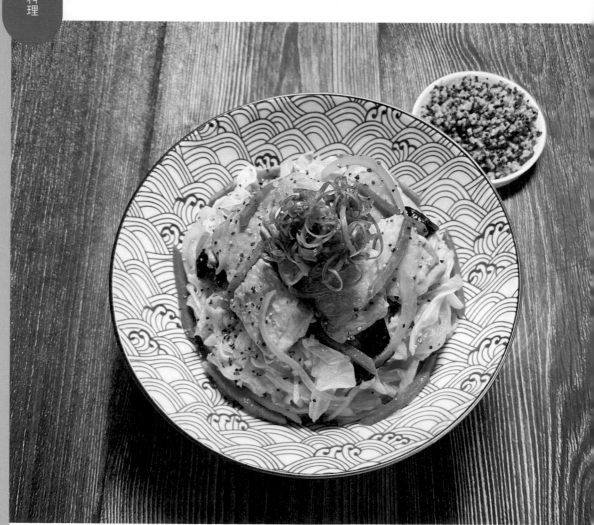

蛋白質　蔬菜

彩蔬味噌炒雞腿

材料 去骨雞腿排、紅蘿蔔、高麗菜、黑木耳、洋蔥、蔥絲、米酒、醬油、味噌、黑胡椒

步驟 1. 將米酒、醬油、味噌混合備用。

2. 熱鍋少油將雞腿排兩面煎至金黃色（皮面先煎），取出備用。

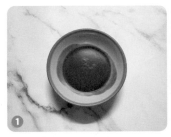 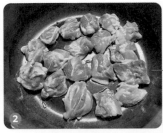 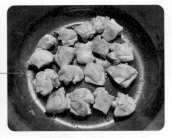

3. 原鍋不放油，放入紅蘿蔔、黑木耳、洋蔥絲，利用剛煎出的雞油拌炒到洋蔥半透明，放入高麗菜拌炒後，蓋鍋燜煮至喜歡的軟硬度。

4. 雞腿回鍋，倒入 1 醬汁拌勻，裝碗擺上蔥絲、撒上黑胡椒即完成。

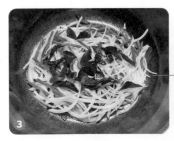 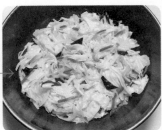 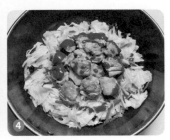

澱粉

藜麥飯

清洗後加入清水（比例約為 1：1.2，有的食譜會建議以藜麥 1：水 2，可視個人喜歡調整），放入電鍋，外鍋加一杯水，開關跳起再燜一下即完成。

家事公事待辦清單，
事情做也做不完，
所以我們很常犧牲睡眠、隨便吃飯。

親愛的，
再忙碌也別忘了一點時間給自己，
至少好好吃飯，
沒有了健康，
所有拚搏與犧牲都將成為雲煙消散。

195

栗子人蔘雞湯 × 蒜炒彩蔬

這裡的人蔘雞湯為兩人份，
大家也可以依照自己的食量增減進食分量，不變的是，
要掌握 2 份蔬菜、1 份蛋白質、1 份澱粉的比例。

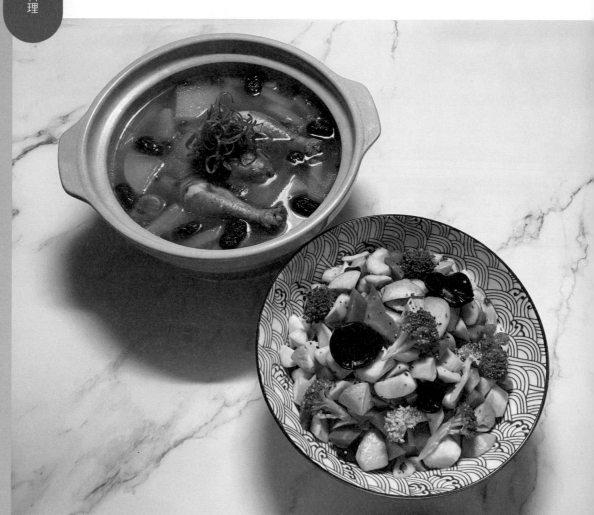

蛋白質　蔬菜

人蔘雞湯

材料 春雞、白蘿蔔、人蔘雞燉包、栗子、水、米酒、鹽巴、
薑片、蔥段、蔥絲

步驟 1. 春雞放入滾水川燙，洗淨備用。

2. 將春雞、白蘿蔔、人蔘雞燉包（先不放紅棗和枸杞）、栗
子、水、米酒、薑片、蔥段放入鍋中，中大火煮滾再轉小火，蓋上鍋蓋燜煮
約 30 分鐘，開蓋加入鹽巴、紅棗再燜煮 10 分鐘。

3. 取出燉包、薑片和蔥段，加入枸杞滾一分鐘，擺放蔥絲即完成。

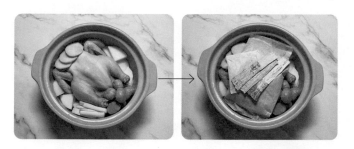

蔬菜

蒜炒彩蔬

材料 紅蘿蔔、黃櫛瓜、川耳、青花菜、杏鮑菇、蒜片、鹽巴、橄欖油

步驟 1. 將所有蔬菜切成適當大小。川燙紅蘿蔔、川耳、青花菜備用。

2. 乾鍋放入杏鮑菇將每面煎香，倒油放入蒜片加入黃櫛瓜拌炒，再加入紅蘿
蔔、川耳、青花菜、鹽巴炒勻即完成。

澱粉

栗子

連同雞湯下去燉煮，最後再食用即可。

想要健康飲食，
重點不是盤子，
而是盤子上的食物。

渴望持續運動，
關鍵不是運動服，
而是能撐起任何衣服的自己。

怎麼照顧自己，
比買什麼東西還值得我們用心。

薑母鴨 × 鷹嘴豆

冷冷的冬天怎麼能少了薑母鴨呢，
在家自己料理，溫暖又美味。

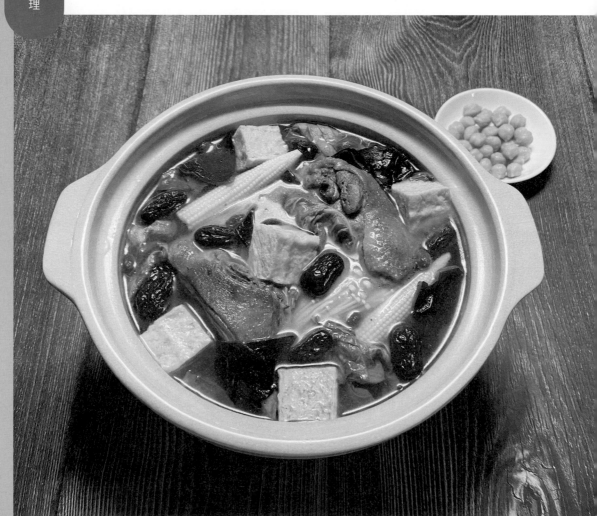

蛋白質　蔬菜

薑母鴨

材料 鴨肉、凍豆腐、高麗菜、茼蒿、黑木耳、金針菇、玉米筍、薑、紅棗、薑母鴨燉包、
麻油、香油、米酒、鹽巴、水

步驟 1. 鴨肉川燙、清洗備用。

2. 炒鍋香油以小火煸香拍過的薑塊，待薑塊微焦並飄出薑香味，倒入鴨肉轉中
大火拌炒，後續倒入麻油稍微拌炒、倒入米酒嗆香，再加入水、紅棗和薑母
鴨燉包煮滾後，蓋上鍋蓋燜煮約 40 分鐘。

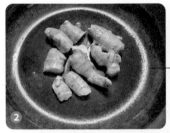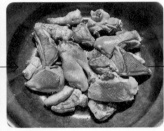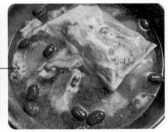

3. 開蓋取出燉包，加入鹽巴調味，放入凍豆腐和蔬菜煮熟即完成。

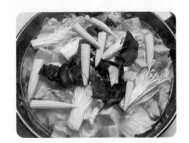

澱粉

鷹嘴豆

鷹嘴豆洗淨泡水一晚，隔天將水倒掉，放入電鍋內鍋，加入蓋過豆子的水，外鍋加入
1 ～ 2 杯水，開關跳起後將水瀝除，調味後即可享用。我通常一次煮較多分量，放涼
後冰在冷凍庫，想吃的時候取出退冰、過熱水或是放入烤箱以 160 度烘烤 15 分鐘。

奶油萵苣起司雞腿堡

外酥內嫩的雞腿排，搭配上清爽的蔬菜，
這就是蔬菜漢堡魅力。

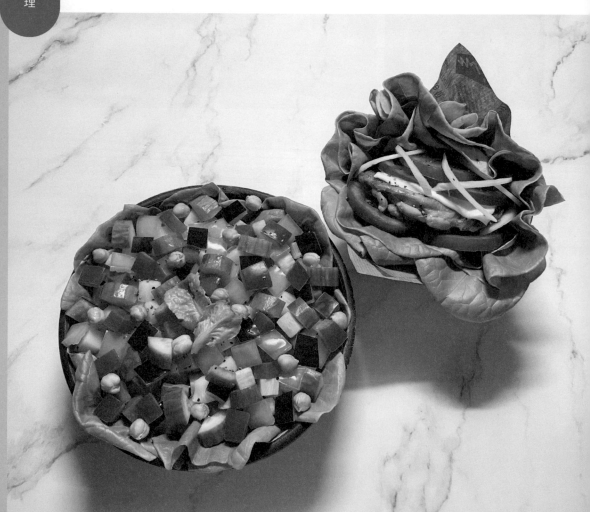

蛋白質　蔬菜

奶油萵苣起司雞腿堡

材料 去骨雞腿排、起司片、奶油萵苣、番茄、洋蔥

步驟 1. 去骨雞腿排用自己喜歡的醃料醃好,煎(或烤)好備用。

2. 將一整朵奶油萵苣用過濾水清洗瀝乾,在中央擺放入番茄片、去骨雞腿排、起司片、洋蔥絲即可享用。

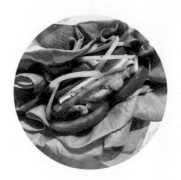

蛋白質

木碗沙拉

材料 奶油萵苣、番茄、紅蘿蔔、茭白筍、水果小黃瓜、黃椒、紫椒、柴魚醬油

步驟 1. 紅蘿蔔、茭白筍切小塊,川燙後撈起瀝乾放涼。

2. 將所有食材擺放木碗中,淋上柴魚醬油即完成。

澱粉

鷹嘴豆

鷹嘴豆洗淨泡水一晚,隔天將水倒掉,放入電鍋內鍋,加入蓋過豆子的水,外鍋加入 1 ～ 2 杯水,開關跳起後將水瀝除,調味後即可享用。我通常一次煮較多分量,放涼後冰在冷凍庫,想吃的時候取出退冰、過熱水或是放入烤箱以 160 度烘烤 15 分鐘。

生活的壓力靠吃發洩,
讓我像吹了風的氣球,
錯誤的紓壓方式讓自己面目全非,
良好的飲食習慣讓我恢復光采。

彩蔬鹹水雞 × 栗子地瓜

這一大碗鹹水雞淨重超過 1.6 公斤，
扣除雞胸肉其餘全是蔬菜，
用菜菜菜菜肉肉讓自己營養又飽足，才能滿足又幸福。

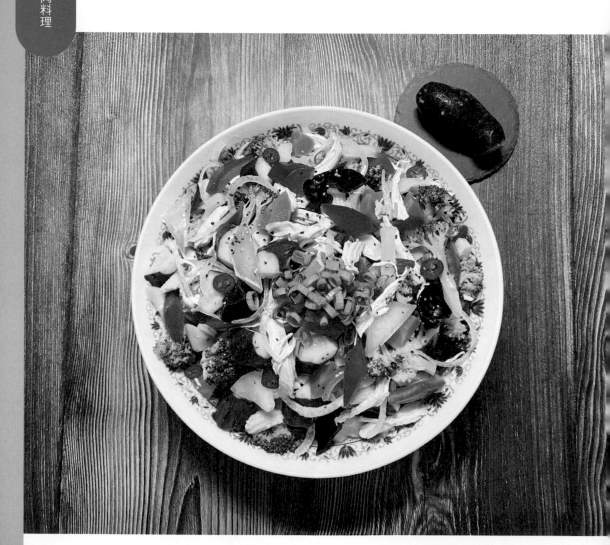

蛋白質 蔬菜

彩蔬鹹水雞

[材料] 雞胸肉、牛番茄、黃椒、紅椒、小黃瓜、洋蔥、青花菜、紅蘿蔔、杏鮑菇、玉米筍、川耳、蔥段、薑片、米酒、鹽、冰開水（冰鎮用）、蔥花、香油、胡椒鹽、香蒜粒、黑胡椒

[步驟] 1. 所有蔬菜切成適口大小備用。

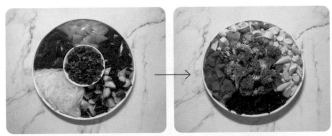

2. 煮一鍋水沸騰，放入蔥段、薑片、米酒、鹽煮滾，再放入雞胸肉煮 3 分鐘，關火蓋鍋蓋燜 10 分鐘。

> TIPS 雞胸肉多寡與水量都會影響雞肉烹煮的時間，可依狀況斟酌調整。

3. 將燜好的雞胸肉放入冰水冰鎮，再手剝粗絲備用。

4. 將蔥段、薑片撈起，蔬菜依照耐煮程度入鍋，煮好撈起泡冰開水冰鎮。

5. 混合所有蔬菜、雞胸肉、香油、胡椒鹽、香蒜粒、少量煮雞肉的水攪拌均勻，撒上蔥花和黑胡椒即完成。

澱粉

栗子地瓜 　市售退冰即食地瓜。

天然彩虹食材是我的調色盤，用心妝點美好餐盤，看漂亮、吃健康、身心愉快。

滑蛋雞腿燒 × 南瓜彩蔬

以前覺得外食又香又好吃，現在往往覺得又油又鹹。
不過度調味以後，可以嚐出食物的原味，
簡單料理，就能品嘗到每一種天然食材的風味。

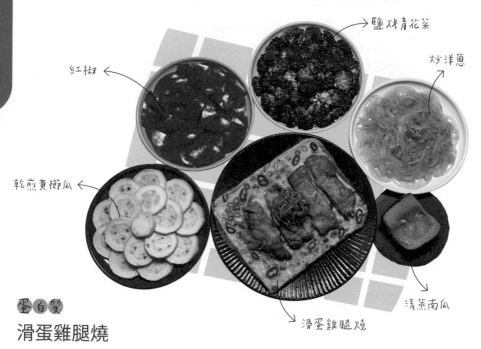

鹽烤青花菜

炒洋蔥

紅椒

乾煎黃櫛瓜

清蒸南瓜

滑蛋雞腿燒

蛋白質

滑蛋雞腿燒

[材料] 去骨雞腿排、雞蛋、蔥花、辣椒圈、醬油、過濾水

[步驟] 1. 雞蛋加入蔥花、少量過濾水攪拌均勻備用。

2. 雞腿排洗淨、擦乾後，在肉面劃刀斷筋。

3. 平底鍋熱鍋，將雞腿入鍋以小火慢煎，先煎雞皮面，再煎肉面，煎至兩面焦香起鍋。

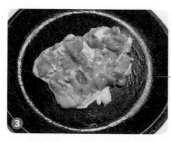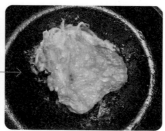

4. 雞腿排靜置、切塊，再放回鍋中，倒入醬油及過濾水，小火慢煮並用小湯匙舀起醬汁淋在雞腿排上至略收汁。

5. 倒入蛋液、擺上辣椒圈，小火燜煮到蛋液凝固即完成。

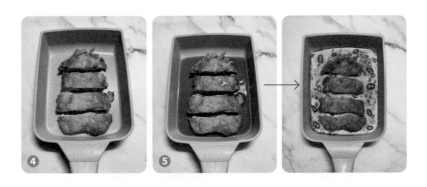

蔬菜

紅椒 免煮，切一切即可裝盤。

炒洋蔥

[材料] 洋蔥、橄欖油、鹽巴、黑胡椒

[步驟] 1. 熱鍋不放油，倒入洋蔥以小火拌炒。

2. 待洋蔥軟化變成褐色，加入油和鹽巴拌炒，裝盤撒上黑胡椒即完成。

乾煎黃櫛瓜

[材料] 黃櫛瓜、鹽巴

[步驟] 1. 櫛瓜洗淨切片。

2. 鍋中刷一點油，放入櫛瓜片，以小火將兩面煎香。

3. 起鍋前撒一點鹽巴或胡椒鹽即完成。

鹽烤青花菜
橄欖油、鹽巴拌勻抹在青花菜上，放入烤箱以 160 度烤 15 分鐘即完成。

澱粉

清蒸南瓜
南瓜刷洗外皮切塊，電鍋外鍋一杯水蒸熟。

無澱粉豬肉絲高麗菜飯

豬油香包覆著高麗菜的鮮甜，
混合醬油香味炒出的花椰菜米，
我覺得比單純炒花椰菜米還好吃！

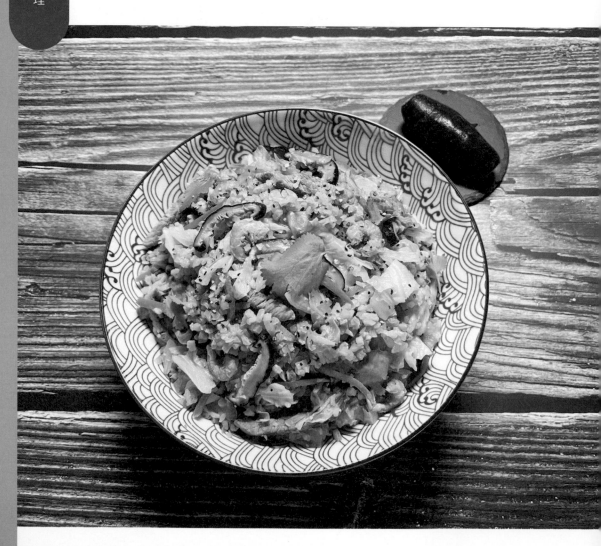

蛋白質　蔬菜

豬肉絲高麗菜飯

材料 梅花豬肉絲、五花肉絲、蝦米、紅蘿蔔、高麗菜、乾香菇、花椰菜米、醬油、米酒、白胡椒、黑胡椒、香菜

步驟 1. 冷凍花椰菜米帶水分,乾鍋先將其中水分炒乾,盛起備用。

2. 乾香菇泡水,擠乾、切絲備用。

3. 熱鍋倒入少許油,放入豬肉絲煸出豬油,放入乾香菇、蝦米拌炒,待飄出香味倒入高麗菜、紅蘿蔔拌炒到軟後,加入花椰菜米炒熟,加入醬油、米酒、白胡椒調味,盛起擺上香菜、撒上黑胡椒即完成。

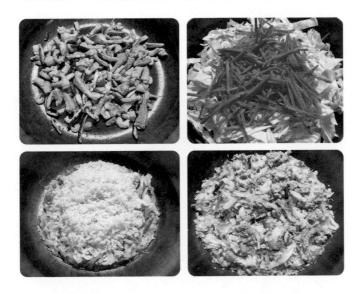

澱粉

栗子地瓜　市售退冰即食地瓜。

有人說喜歡我的正能量,
其實天有陰晴,
人又怎麼可能每天正能量?
我就是在一次次淚水,
和一滴滴汗水灌溉下,
成為了現在這個自己。

無水洋蔥豬肉鍋 × 栗子醋溜彩絲

不加一滴水的無水烹煮，
享受天然食材的香甜滋味。

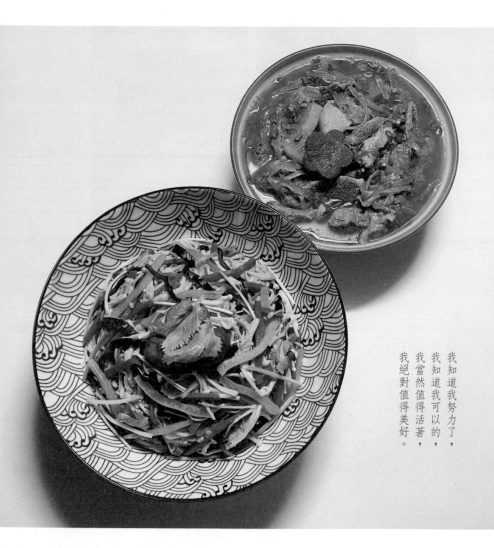

我知道我努力了，
我知道我可以的，
我當然值得活著，
我絕對值得美好。

蛋白質 蔬菜

無水洋蔥豬肉鍋

材料 梅花豬肉、洋蔥、白蘿蔔、紅蘿蔔、蔥花、鹽巴

步驟 **1.** 鑄鐵鍋擺滿切細的洋蔥絲，蓋鍋蓋以小火燜煮到出水。

2. 放上白蘿蔔、紅蘿蔔、肉塊，繼續蓋鍋蓋以小火燜煮約一小時。

3. 開蓋加鹽拌勻，盛起撒上蔥花即完成。

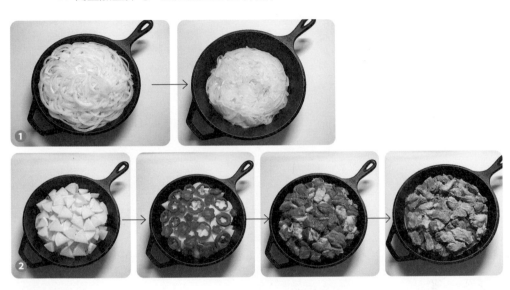

蔬菜

醋溜彩絲

材料 紅蘿蔔、黑木耳、金針菇、黃椒、香菜、醬油、烏醋、香油、蒜末

步驟 **1.** 將所有食材切成絲狀。

2. 將木耳及金針菇入鍋乾炒，待出水收乾盛起。

3. 炒鍋加油爆香蒜末，倒入紅蘿蔔拌炒，再倒入 **2** 的木耳及金針菇拌炒。

4. 加入黃椒、醬油、烏醋、香油拌炒均勻，盛盤擺上香菜即完成。

澱粉

清蒸栗子

冰箱常備冷凍栗子仁，拿取要吃的分量裝碗，放入電鍋，外鍋加入一杯水，開關跳起來後再燜 10 ～ 15 分鐘即可。

花生醬蔥肉蛋堡
╳ 南瓜烤蔬菜

比外面的早午餐盤還豐盛，招待自己不遺餘力。

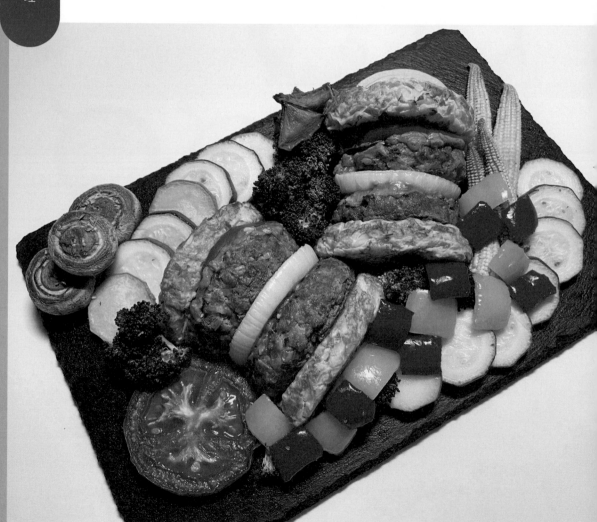

蛋白質　蔬菜

花生醬蔥肉蛋堡

材料　雞蛋、豬絞肉、蔥花、薑末、鹽巴、白胡椒粉、少許醬油、無糖顆粒花生醬、高麗菜、金針菇、烤過的洋蔥和番茄、黑胡椒、鹽巴

步驟　**1.** 製作漢堡皮：高麗菜絲和金針菇撒鹽巴抓醃靜置，出水後擠乾水分，加入黑胡椒、雞蛋拌勻，用煎蛋器煎好備用。

2. 製作漢堡肉：豬絞肉混合蔥花、薑末、鹽巴、白胡椒粉、少許醬油攪拌均勻，煎肉排備用。

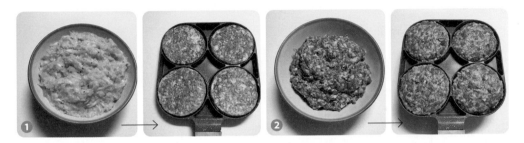

3. 番茄、洋蔥切片鋪於烤盤，橄欖油混合鹽巴刷在表面，放入烤箱以 160 度烤 15 分鐘。

TIPS　烤過的洋蔥香甜不辛辣，搭配漢堡排是幸福美味。

4. 依序組合所有食材（漢堡肉上抹無糖顆粒花生醬）即完成。

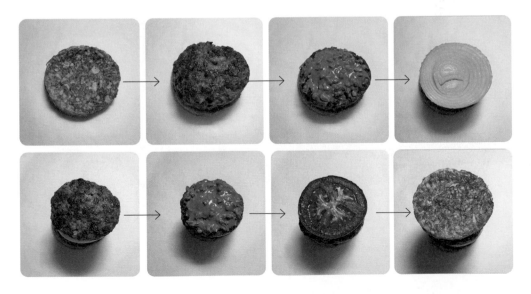

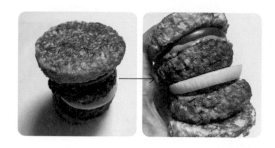

烤蔬菜

材料 青花菜、玉米筍、紅椒、黃椒、洋蔥、番茄、橄欖油、鹽巴

步驟 1. 青花菜切小朵,番茄、洋蔥切片,甜椒切小塊。

步驟 2. 將所有蔬菜平鋪在烤盤,橄欖油混合鹽巴刷在表面,放入烤箱以 160 度烤 15 分鐘(甜椒最後 5 分鐘再放進烤箱即可)。

乾煎雙色櫛瓜

櫛瓜洗淨切片。鍋中刷一點油,放入櫛瓜片,小火將兩面煎香,起鍋前撒一點鹽巴或胡椒鹽即完成。

乾煎蘑菇

鍋中刷一點油,放入蘑菇,小火將兩面煎香,起鍋前撒上一點鹽巴、黑胡椒即完成。

澱粉

烤南瓜

南瓜刷洗外皮切塊,放入烤箱以 160 度烘烤 15 分鐘即完成。

辣炒豆芽梅花豬 × 清蒸栗子

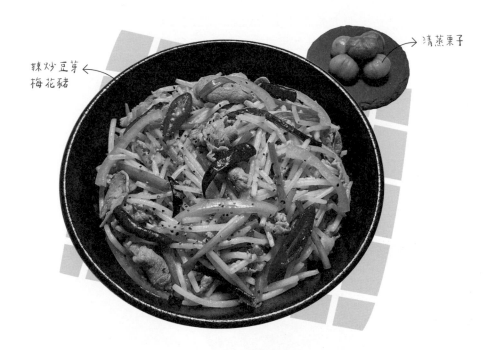

清蒸栗子

辣炒豆芽
梅花豬

蛋白質　蔬菜

辣炒豆芽梅花豬

[材料] 梅花豬肉片、豆芽菜、紅蘿蔔、黑木耳、黃椒、蔥白段、蔥綠段、蒜末、乾辣椒、鮮辣椒、黑胡椒、白胡椒、醬油

[步驟] 1. 川燙豆芽菜備用。

2. 熱鍋倒油爆香蒜末、乾辣椒、蔥白段，待飄出香味放入豬肉片拌炒，肉片稍微變白半熟時，放入紅蘿蔔和黑木耳拌炒，加入醬油、白胡椒拌勻，最後加入豆芽菜、黃椒、蔥綠段、鮮辣椒炒勻，盛盤撒上黑胡椒即完成。

澱粉

清蒸栗子

冰箱常備冷凍栗子仁，拿取要吃的分量裝碗，放入電鍋，外鍋加入一杯水，開關跳起來後再燜 10 ～ 15 分鐘即可。

蒜味香料戰斧豬排

戰斧豬排能帶來大口吃肉的快感，
加上滿滿豐富的蔬菜，堪比餐廳級美食，
誰說瘦身就得委屈自己呢？有好多美食可以享用啊！

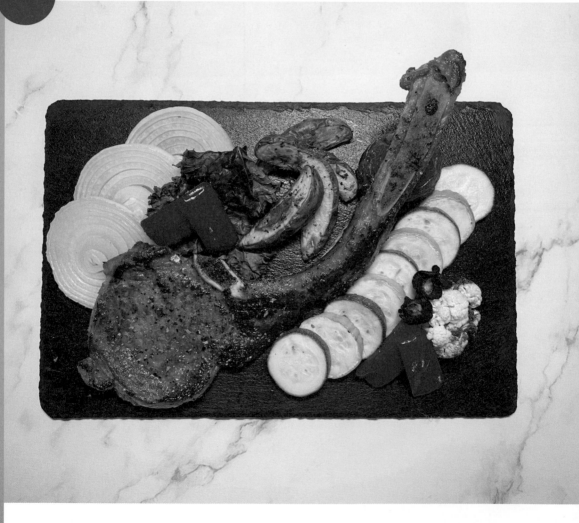

蛋白質

蒜味香料戰斧豬排

材料 戰斧豬排、橄欖油、醬油、鹽巴、黑胡椒、蒜味香料

步驟 1. 戰斧豬排用叉子戳洞，加入橄欖油、醬油、鹽巴、黑胡椒、蒜味香料按摩醃漬。

2. 將烤箱以 220 度預熱 10 分鐘。

3. 平底鍋倒入橄欖油，將豬排煎至兩面呈金黃微焦後放入烤盤，以 220 度烘烤 5 分鐘即完成。

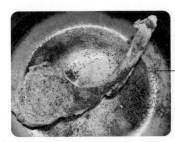 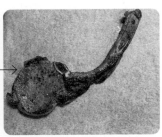

蔬菜

烤蔬菜

材料 番茄、洋蔥、羽衣甘藍、紅椒、紫蘿蔔、白花菜、橄欖油、鹽巴

步驟 1. 番茄、洋蔥和羽衣甘藍平鋪烤盤（不要重疊），橄欖油混合鹽巴刷在表面，放入烤箱以 160 度烤 15 分鐘。

2. 紅椒、紫蘿蔔、白花菜平鋪烤盤（不要重疊），橄欖油混合鹽巴刷在表面，放入烤箱以 160 度烤 15 分鐘（紅椒最後 5 分鐘再放入即可）。

乾煎雙色櫛瓜

櫛瓜洗淨切片。鍋中刷一點油，放入櫛瓜片，小火將兩面煎香，起鍋前撒一點鹽巴或胡椒鹽即完成。

澱粉

義式香草馬鈴薯條

材料 馬鈴薯、鹽巴、橄欖油、義式香草

步驟 1. 馬鈴薯洗淨切塊，泡水 20 分鐘。

2. 瀝乾馬鈴薯，加入橄欖油、鹽巴、義式香草拌勻。

3. 烤盤鋪上烘焙紙，擺放薯條，放入烤箱以上下火 180 度烘烤 20 分鐘即完成。

三色蘿蔔梅花豬肉湯 ✕ 地瓜

這道湯品可以隨自己喜好，
加入各式食材，就成為澎湃火鍋，
也可以加入排骨或是高麗菜、玉米一起熬湯會更香甜喔！

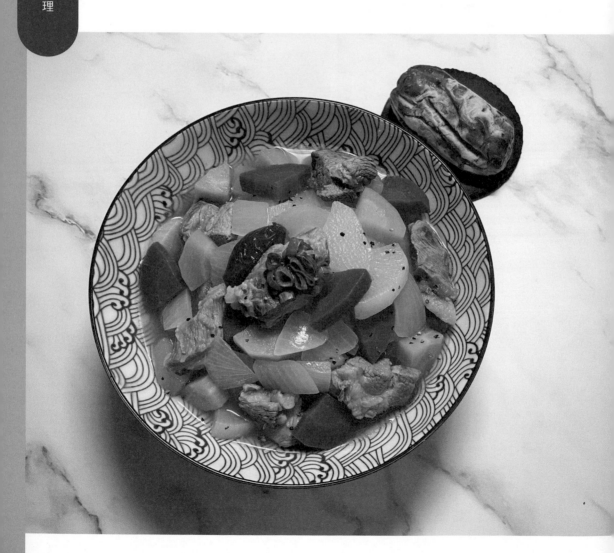

蛋白質

三色蘿蔔梅花豬肉湯

材料 梅花豬肉、紅蘿蔔、白蘿蔔、黃蘿蔔、番茄、洋蔥、蔥花、鹽巴

步驟 1. 煮一鍋水，放入白蘿蔔煮滾。

2. 炒鍋熱鍋放入梅花豬肉煎香後，再放入洋蔥、紅黃蘿蔔拌炒，最後放入番茄稍加拌炒。

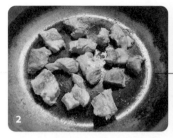 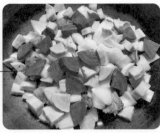 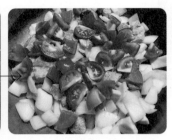

3. 將 2 倒入 1 滾燙的蘿蔔湯中，以大火煮滾，蓋上鍋蓋以中小火燜煮至喜歡的食材軟硬度，加鹽巴拌勻，裝碗撒上蔥花即完成。

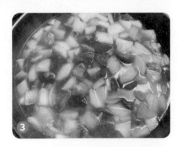

澱粉

地瓜 市售退冰即食地瓜。

有人說我的笑容充滿自信，
那是因為我知道，不管我好不好，
我都盡力了。
就算不完美也是一種美，
在心裡和身體留下的軌跡，
我細數也珍惜，
盡力就沒有遺憾。

蒜味香料孜然排骨

這道豐富的餐盤非常簡單，將食材切一切、醃一醃，
全部送入烤箱烘烤，就會得到一盤豐盛料理。

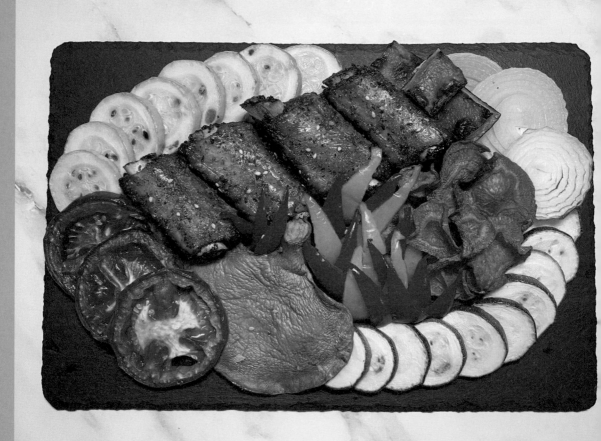

蛋白質

蒜味香料孜然排骨

材料　排骨、蒜味香料、孜然粉、蒜末、薑末、洋蔥末、米酒、醬油、白芝麻

步驟　1. 排骨洗淨瀝乾水分，加入蒜味香料、孜然粉、蒜末、薑末、洋蔥末、米酒、醬油，醃漬至少 2 小時。

　　　2. 烤盤鋪上烘焙紙，放上醃好的排骨，放入烤箱，以上下火 160 度烘烤 15 分鐘，取出撒上蒜味香料、孜然粉，再以 180 度烤 5 分鐘，盛盤撒上白芝麻即完成。

蔬菜

烤蔬菜

材料　番茄、鮑魚菇、紅椒、黃椒、紅蘿蔔、洋蔥、橄欖油、鹽巴

步驟　1. 番茄、洋蔥和鮑魚菇平鋪烤盤，橄欖油混合鹽巴刷在表面，放入烤箱以 160 度烤 15 分鐘。

　　　2. 紅椒、黃椒、紅蘿蔔（不要重疊），橄欖油混合鹽巴刷在表面，放入烤箱以 160 度烤 15 分鐘（甜椒最後 5 分鐘再放入即可）。

乾煎雙色櫛瓜
櫛瓜洗淨切片。鍋中刷一點油，放入櫛瓜片，小火將兩面煎香，起鍋前撒一點鹽巴或胡椒鹽即完成。

澱粉

烤南瓜
南瓜刷洗外皮切塊，放入烤箱以 160 度烤 15 分鐘即完成。

凌虐身體，最大受害者是自己。

高麗菜藥燉排骨 × 玉米彩蔬

只要到一般超市或是中藥行購買「藥燉排骨燉包」，
再加入大量高麗菜，
就能燉煮出濃厚又清甜的湯頭。

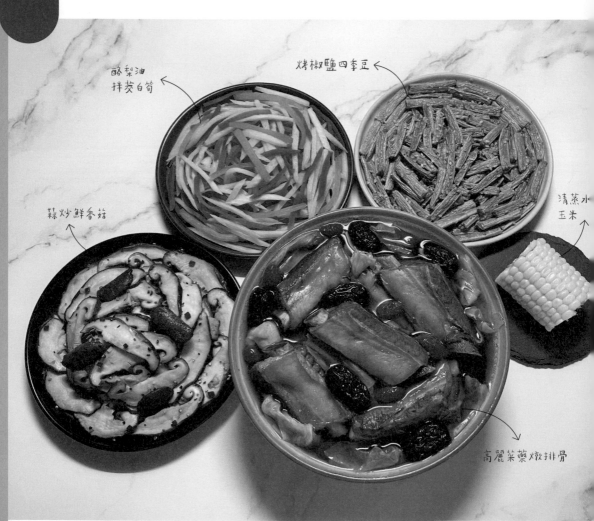

酪梨油拌茭白筍

烤椒鹽四季豆

蒜炒鮮香菇

清蒸水玉米

高麗菜藥燉排骨

蛋白質　蔬菜

高麗菜藥燉排骨

材料　排骨、高麗菜、藥燉滷包、薑片、米酒、鹽巴、白胡椒、水、枸杞

步驟　1. 冷水加入薑片、米酒、排骨川燙，煮滾後撈出排骨清洗乾淨，鍋中的水倒掉。

　　　2. 枸杞浸泡米酒備用。

　　　3. 盛一鍋水放入排骨、滷包、薑片煮滾後，蓋上鍋蓋以中小火燉煮約 40 分鐘。

　　　4. 最後加入高麗菜、米酒、枸杞、白胡椒、鹽巴，以中大火煮約 2 分鐘即完成。

蔬菜

酪梨油拌茭白筍

材料　紅蘿蔔、茭白筍、黃椒、酪梨油、鹽巴

步驟　將所有蔬菜洗切後川燙，撈起瀝乾，加入酪梨油和鹽巴攪拌即完成。

蒜炒鮮香菇

材料　鮮香菇、蒜末、辣椒末、黑胡椒、鹽巴、橄欖油

步驟　1. 熱鍋不放油，乾煸香菇到表面變色，倒油下蒜末拌炒。

　　　2. 待飄出蒜香加鹽巴調味，起鍋前加入辣椒末拌勻，盛盤撒黑胡椒即完成。

烤椒鹽四季豆

材料　四季豆、胡椒鹽、橄欖油、白芝麻

步驟　1. 四季豆清洗、摘除蒂頭、撕除粗纖維、切段。

　　　2. 四季豆混合胡椒鹽、橄欖油、白芝麻拌勻，放入烤箱以 160 度烤 15 分鐘即完成。

澱粉

清蒸水果玉米　將玉米放入電鍋，外鍋加入一杯水蒸熟即可。

客家小炒 × 栗子彩蔬

我在超市購買符合 HACCP 和 ISO22000 雙驗證工廠製作，
無任何添加且整尾完整的魷魚乾回來加鹽水泡發，
看得出原型且沒有化學添加的魷魚，食用起來也較為安心。

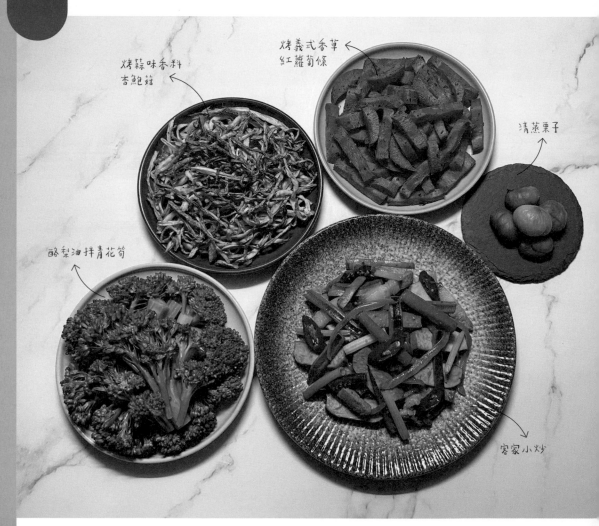

烤蒜味香料
杏鮑菇

烤義式香草
紅蘿蔔條

清蒸栗子

酪梨油拌青花筍

客家小炒

蛋白質 蔬菜

客家小炒

[材料] 豬五花、豆乾、乾魷魚、芹菜、洋蔥、蔥段、辣椒、蒜末、醬油、米酒、鹽、白胡椒

[步驟] 1. 魷魚提前泡水泡發，泡發後橫切段備用。

2. 熱鍋少油放入五花肉絲，中小火煸炒到表面金黃微焦並出油，將五花肉推到鍋邊繼續煸香。

3. 倒入豆乾，用剛剛煸出的豬油煎炒豆乾至雙面微焦黃，再將豆乾推到鍋邊繼續慢煎。

4. 倒入魷魚，用剛剛煸出的豬油煸炒魷魚至飄出香味。

5. 倒入蒜末爆香，並將五花肉、豆乾、魷魚混合拌炒，加入醬油、米酒、鹽、白胡椒調味拌勻。

6. 加入洋蔥絲拌炒，再加入蔥白、辣椒拌炒，最後加入蔥綠和芹菜段炒勻即完成。

蔬菜

酪梨油拌青花筍 青花筍川燙後撈起瀝乾，加入酪梨油和鹽巴拌勻即完成。

烤義式香草紅蘿蔔條

紅蘿蔔切條，混合橄欖油、鹽巴、義式香草拌勻，放入烤箱以 160 度烤 15 分即完成。

烤蒜味香料杏鮑菇

[材料] 杏鮑菇、鹽巴、橄欖油、蒜味香料

[步驟] 1. 杏鮑菇剝細絲狀，撒鹽巴抓醃，出水後倒掉水分，加入開水清洗，再擰乾所有水分。

2. 杏鮑菇加入橄欖油、蒜味香料攪拌均勻。

3. 烤盤鋪上烘焙紙，鋪上杏鮑菇，放入烤箱以 180 度烤 15 分鐘即完成。

澱粉

清蒸栗子

冰箱常備冷凍栗子仁，拿取要吃的分量裝碗，放入電鍋，外鍋加入一杯水，開關跳起來後再燜 10 ～ 15 分鐘即可。

洋蔥燉肉 × 藜麥彩蔬

湯頭可以喝的香甜洋蔥燉肉，
完全不輸口味較重的紅燒滷肉！
平常燙青菜會拌入一些油，不過五花肉油脂已經很豐富了，
所以蔬菜就不另外加油。

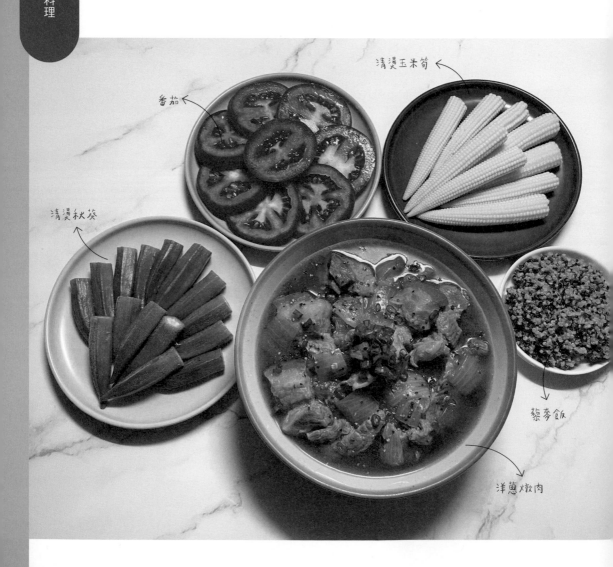

清燙玉米筍

番茄

清燙秋葵

藜麥飯

洋蔥燉肉

蛋白質

洋蔥燉肉

材料 梅花肉、五花肉、洋蔥、蔥段、蔥花、薑片、蒜頭、辣椒、米酒、醬油、黑胡椒

步驟 1. 熱鍋倒入少許油，放入五花肉煎至表面微焦，再放入梅花豬肉塊將每面煎至變色。

2. 放入薑片、蔥白、辣椒、蒜頭、洋蔥拌炒到洋蔥微透明，再加入醬油和米酒拌炒。

3. 加入熱水以中大火煮滾，再轉小火蓋上鍋蓋燜煮約 40 分鐘，裝碗撒上黑胡椒和蔥花即完成。

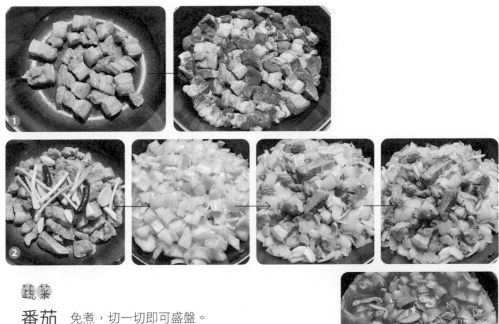

蔬菜

番茄 免煮，切一切即可盛盤。

清燙秋葵 川燙秋葵、撈起泡冰水降溫即可盛盤。

清燙玉米筍 川燙玉米筍、撈起瀝乾即可盛盤。

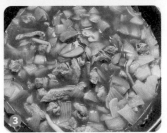

澱粉

藜麥飯

清洗後加入清水（比例約為 1：1.2，有的食譜會建議以藜麥 1：水 2，可視個人喜歡調整），放入電鍋，外鍋加一杯水，開關跳起再燜一下即完成。

香煎蔥肉捲 × 鷹嘴豆彩蔬

一般蔥肉捲會用醬燒料理,但我們不需要鹹香下飯的料理怎麼辦?
豬油香包覆青蔥甜,
只需要撒點胡椒鹽就是一道美味餐點。

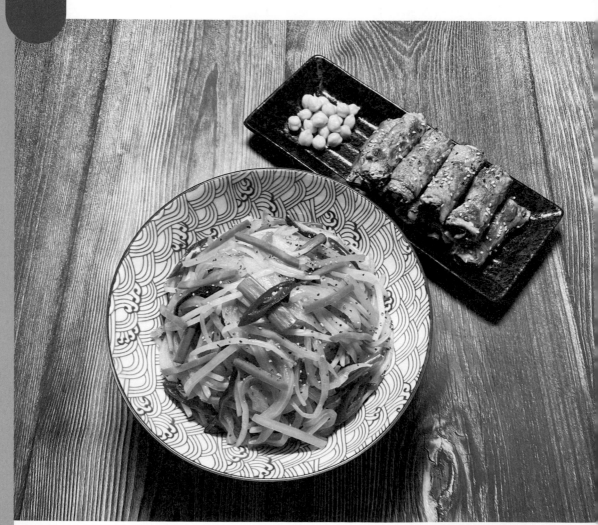

蛋白質

香煎蔥肉捲

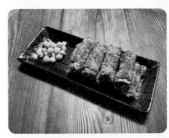

材料 梅花豬肉片、蔥、胡椒鹽、白芝麻、黑胡椒

步驟 1. 豬肉片包入青蔥段捲起。

2. 平底鍋以小火將豬肉捲的每面煎熟（接合面先煎，比較不易散掉）。

3. 盛盤撒上胡椒鹽、黑胡椒、白芝麻即完成。

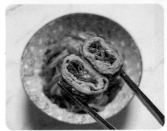

蔬菜

蔥爆豆芽

材料 豆芽菜、紅蘿蔔、黑木耳、黃椒、洋蔥、蔥白、蔥綠、蒜片、辣椒、醬油、香油、鹽巴、白胡椒、黑胡椒

步驟 1. 豆芽菜、紅蘿蔔川燙約 15 秒，黑木耳川燙約 2 分鐘備用。

2. 醬油、香油、白胡椒、鹽巴裝碗拌勻備用。

3. 熱鍋倒油爆香蒜片、蔥白、洋蔥，待洋蔥呈半透明，放入蔬菜和醬汁快炒，起鍋前加入蔥綠和辣椒炒勻，盛盤撒上黑胡椒即完成。

澱粉

鷹嘴豆

鷹嘴豆洗淨泡水一晚，隔天將水倒掉，放入電鍋內鍋，加入蓋過豆子的水，外鍋加入 1 ～ 2 杯水，開關跳起後將水瀝除，調味後即可享用。我通常一次煮較多分量，放涼後冰在冷凍庫，想吃的時候取出退冰、過熱水或是放入烤箱以 160 度烘烤 15 分鐘。

好好吃飯，越吃越瘦；
好好運動，越運動越緊實。

我們是人不是神，
要的是健康，不是要修行，
讓自己委屈痛苦沒有意義。

改變心態改變結果，
不用數字批判自己，
用成就感鼓勵自己，
就可以一路幸福開心的進行下去。

香菇豆乾炒肉末 × 地瓜彩蔬

先將豆乾冷凍，較易吸附醬汁，使豆乾更入味。醬汁收乾，
能帶來乾爽的口感，也可以加入泡香菇水煨煮成肉燥，也很美味。

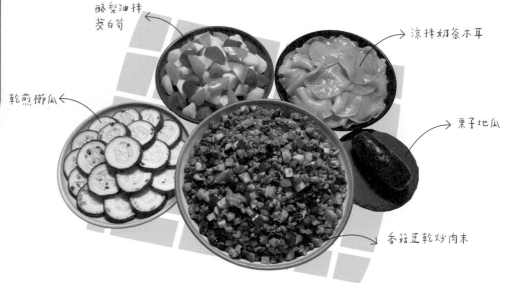

酪梨油拌
茭白筍

涼拌奶茶木耳

乾煎櫛瓜

栗子地瓜

香菇豆乾炒肉末

蛋白質 蔬菜

香菇豆乾炒肉末

[材料] 豬絞肉、豆乾、乾香菇、杏鮑菇、醬油、米酒、蒜末、白胡椒粉、辣椒末、蔥花

[步驟] 1. 川燙豆乾約 2 分鐘，撈起瀝乾，放涼後裝袋冰冷凍（前一天前置作業）。

2. 杏鮑菇切細條，乾鍋炒到出水收乾，裝碗備用。

3. 退冰豆乾切丁，表面煎至金黃色，盛起備用。

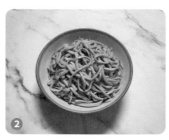

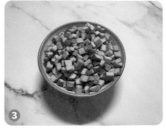

4. 熱鍋倒油放入豬絞肉，壓平豬肉稍微煎一下，再翻炒至乾香，放入已泡發的乾香菇煸出香味。

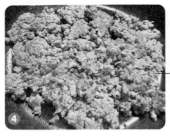
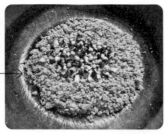
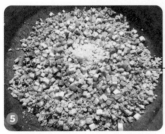

5. 放入蒜末、豆乾、醬油、米酒、白胡椒粉拌勻炒熟收乾,起鍋前加入辣椒末、蔥花拌勻。

6. 將香菇豆乾炒肉末擺放在杏鮑菇上即完成。

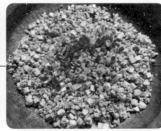
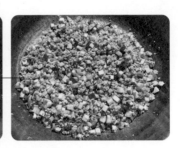

蔬菜

乾煎櫛瓜

[材料] 櫛瓜、鹽巴

[步驟] 櫛瓜洗淨切片。鍋中刷一點油,放入櫛瓜片,小火將兩面煎香,起鍋前撒一點鹽巴或胡椒鹽即完成。

涼拌奶茶木耳

[材料] 奶茶木耳、醬油膏、白醋、香油

[步驟] 1. 川燙奶茶木耳撈起、瀝乾。

2. 加入醬油膏、白醋、香油拌勻即完成(可依個人喜好加入嫩薑絲、蒜末、辣椒末或香菜)。

[TIPS] 奶茶木耳較為少見,口感吃起來厚實Q軟,大家有機會也不妨嘗試看看。

酪梨油拌茭白筍

[材料] 紅蘿蔔、茭白筍、黃椒、酪梨油、鹽巴

[步驟] 蔬菜切塊,川燙後撈起瀝乾。 加入酪梨油、鹽巴拌勻即可。

澱粉 栗子地瓜 市售退冰即食地瓜。

豬肉番茄雞蛋湯 × 鷹嘴豆

不管吃什麼，永遠別委屈了蔬菜的分量，
滿滿的紅色番茄與金針菇能飽足胃，也能溫暖心。

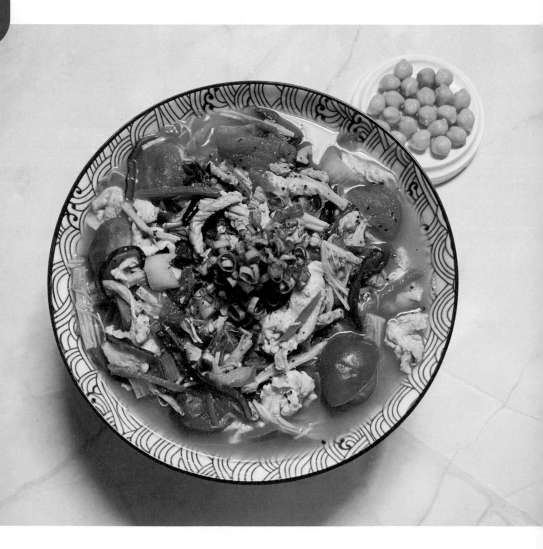

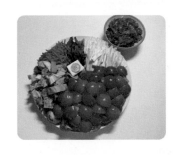

蛋白質 蔬菜

番茄雞蛋湯

材料 豬肉絲、雞蛋、番茄、金針菇、黑木耳、紅蘿蔔、
鵝白菜、蔥花、醬油、鹽巴、烏醋、橄欖油

步驟 1. 肉絲加入醬油、香油抓醃備用。

2. 鍋中倒油、炒香雞蛋、裝碗備用。

3. 製作番茄湯底：原鍋倒油放入番茄塊炒出沙、加入醬油調味、倒入滾燙熱水。

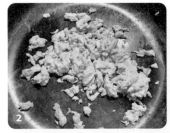
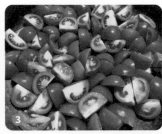
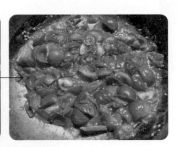

4. 放入豬肉絲、金針菇、黑木耳、紅蘿蔔烹煮，加入白胡椒、鹽巴調味，起鍋
前放入鵝白菜、雞蛋拌勻，裝碗擺放蔥花，淋上烏醋即可享用。

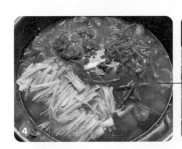
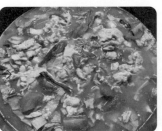

澱粉

鷹嘴豆

鷹嘴豆洗淨泡水一晚，隔天將水倒掉，放入電鍋內鍋，加入蓋過豆子的水，外鍋加入
1 ～ 2 杯水，開關跳起後將水瀝除，調味後即可享用。我通常一次煮較多分量，放涼
後冰在冷凍庫，想吃的時候取出退冰、過熱水或是放入烤箱以 160 度烘烤 15 分鐘。

月見牛丼櫛瓜麵 × 紫心地瓜

生食雞蛋有風險，請斟酌自身健康條件，
並選擇新鮮安全的雞蛋，才能安心享用。

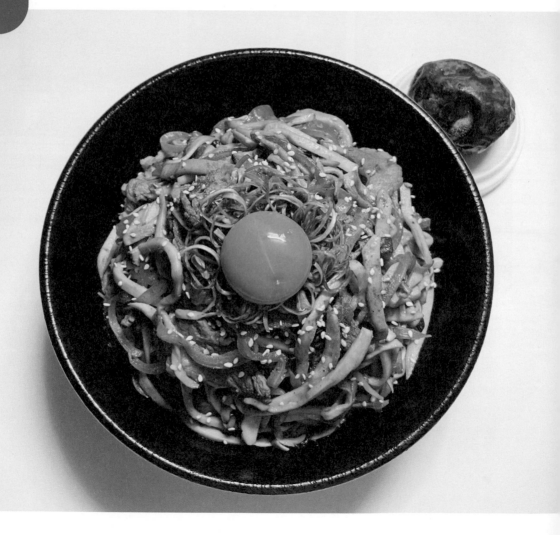

蛋白質 蔬菜

月見牛丼櫛瓜麵

材料 牛肉片、蛋黃、杏鮑菇、洋蔥、紅蘿蔔絲、黃櫛瓜絲、綠櫛瓜絲、蔥絲、醬油、
七味粉、熟白芝麻、蒜末、橄欖油

步驟 1. 熱鍋下橄欖油爆香蒜末、紅蘿蔔絲拌炒，再放入黃櫛瓜絲、綠櫛瓜絲炒熟，
盛起備用。

2. 杏鮑菇切成細條，乾鍋炒到出水，收乾撈起備用。

3. 加入洋蔥絲拌炒至轉褐色，再放入牛肉片拌炒，煎炒到牛肉片快熟時，倒入
杏鮑菇絲、醬油拌炒均勻。

4. 在 1 的偽蔬菜麵上鋪放炒好的洋蔥杏鮑菇牛肉片，擺上蔥絲，放上生蛋黃，
撒熟白芝麻和七味粉即完成。

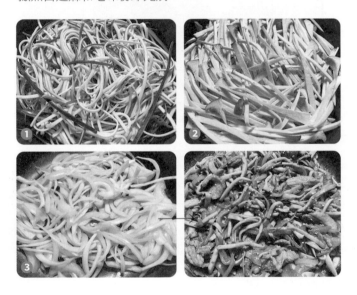

澱粉

紫心地瓜　市售退冰即食地瓜。

享用彩虹餐盤，擁有彩虹心情，
雨過天晴、陽光來臨，
一起用心款待努力穿過風雨的自己。

蒜味彩蔬骰子牛 × 鷹嘴豆

把各種顏色的蔬菜切成和骰子牛一樣的大小，
製作出繽紛美味的溫沙拉。

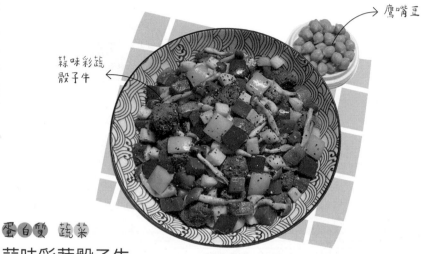

→ 鷹嘴豆

蒜味彩蔬
骰子牛 ←

蛋白質 蔬菜

蒜味彩蔬骰子牛

[材料] 骰子牛、紅椒、黃椒、茭白筍、紅蘿蔔、櫛瓜、鴻
喜菇、醬油、橄欖油、黑胡椒、蒜味香料、蒜片

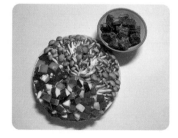

[步驟] 1. 骰子牛混合醬油、橄欖油、蒜味香料抓醃備
用。

2. 茭白筍、紅蘿蔔切成適口大小，川燙備用（減
少拌炒時間）。

3. 鴻喜菇乾鍋炒到出水，收乾後撈起備用。

4. 熱鍋倒油，放入牛肉煎到上色後夾出，原鍋拌炒蒜片和櫛瓜至半熟，放入紅
椒、黃椒、茭白筍、紅蘿蔔、鴻喜菇、牛肉塊、鹽巴、蒜味香料快速拌炒，
盛盤撒上黑胡椒即完成。

澱粉

鷹嘴豆

鷹嘴豆洗淨泡水一晚，隔天將水倒掉，放入電鍋內鍋，加入蓋過豆子的水，外鍋加入
1～2杯水，開關跳起後將水瀝除，調味後即可享用。我通常一次煮較多分量，放涼
後冰在冷凍庫，想吃的時候取出退冰、過熱水或是放入烤箱以160度烘烤15分鐘。

彩蔬帶骨牛小排 × 紫心地瓜

簡單的一道家常料理,透過擺盤妝點,
就能讓美味度提升。

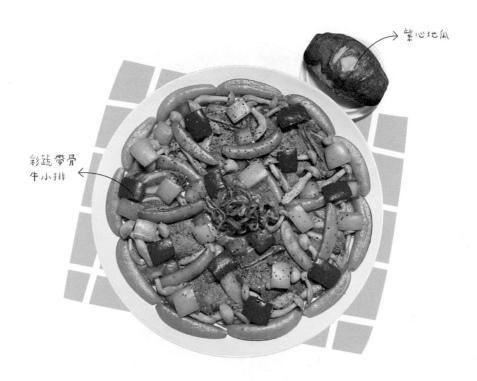

紫心地瓜

彩蔬帶骨
牛小排

蛋白質 蔬菜

彩蔬帶骨牛小排

材料 帶骨牛小排、紅椒、黃椒、洋蔥、甜豆、雪白菇、蔥絲、蒜片、黑胡椒、醬油

步驟 1. 川燙甜豆,撈起泡冰水,冷卻後撈起瀝乾備用。

2. 鍋中倒油煎香蒜片,放入帶骨牛小排、洋蔥拌炒,加入雪白菇繼續拌炒,加入鹽、醬油調味。

3. 最後加入彩椒和甜豆快炒,盛盤撒上黑胡椒、擺蔥絲即完成。

澱粉

紫心地瓜　市售退冰即食地瓜。

波特貝勒菇牛肉漢堡

波特貝勒菇（Portobella Mushroom）是目前最大的菇類，
肥厚多汁、風味濃郁，
利用它來取代漢堡的麵包體，帶來清爽口感。

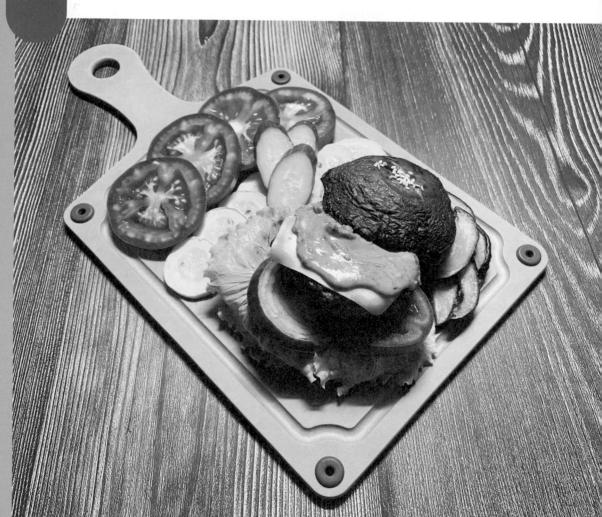

蛋白質　蔬菜

波特貝勒菇牛肉漢堡

材料　牛絞肉、起司、雞蛋、無糖顆粒花生醬、波特貝勒菇、紫洋蔥、萵苣生菜、番茄、蔥花、薑、鹽、黑胡椒、白胡椒粉、醬油、白芝麻

步驟　1. 牛絞肉混合雞蛋、蔥花、薑末、白胡椒粉、醬油攪拌至出現黏性，抓取適當大小，利用左右手來回拍打出空氣，整型成漢堡排。

2. 將波特貝勒菇去除菇柄，刷上橄欖油、黑胡椒、鹽，放入烤箱以 200 度烤 15 分鐘。

3. 將漢堡排放入鍋中煎熟，盛起備用。

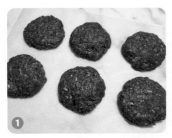
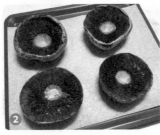
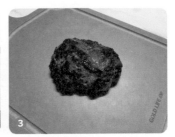

4. 依序組合波特貝勒菇、萵苣生菜、番茄、紫洋蔥、漢堡肉、起司片、無糖顆粒花生醬、波特貝勒菇、撒上白芝麻即完成。

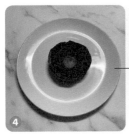
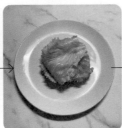
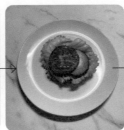
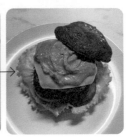

蔬菜

乾煎黃櫛瓜　櫛瓜洗淨切片。鍋中刷一點油，放入櫛瓜片，以小火將兩面煎香，起鍋前撒一點鹽巴或胡椒鹽即完成。

小黃瓜　免煮，切一切即可盛盤。

番茄　免煮，切一切即可盛盤。

澱粉

烤南瓜　南瓜刷洗外皮切塊，放入烤箱以 160 度烤 15 分鐘即完成。

照燒牛肉豆腐捲 ✕ 地瓜彩蔬

一般製作牛五花豆腐捲時會加糖提味，
並且煮到收汁，才能鹹香下飯。不過我們不需要下飯料理，
所以醬油和水比例約為 1：3，
不需要煮到收汁，外面稍微上色即可。

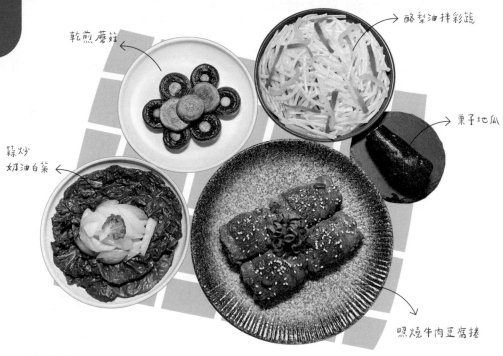

→ 酪梨油拌彩蔬

乾煎蘑菇 →

→ 栗子地瓜

蒜炒
奶油白菜 →

照燒牛肉豆腐捲

蛋白質

照燒牛肉豆腐捲

[材料] 牛五花肉片、板豆腐、醬油、過濾水、蔥花、白芝麻

[步驟] **1.** 板豆腐去除水分（可用鍋子裝水重壓豆腐），切小塊備用。

2. 利用牛五花肉片將切小塊的板豆腐包成捲。

3. 將豆腐肉捲放入鍋中，將四面稍微煎過（先煎接合處，避免散開）。

4. 倒入醬油與過濾水，小火熬煮並翻面到肉捲吸附醬汁即可。

5. 起鍋盛盤灑上白芝麻，擺放蔥花即完成。

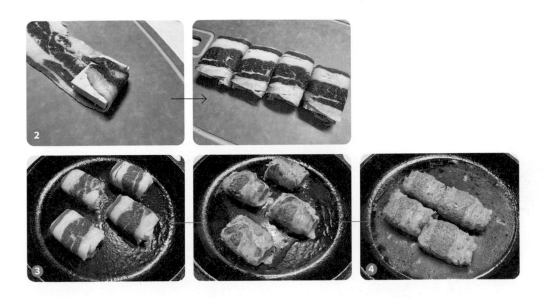

蔬菜

酪梨油拌彩蔬

材料 紅蘿蔔、豆芽菜、黃椒、酪梨油、鹽巴

步驟 蔬菜切絲，川燙後撈起瀝乾，加入酪梨油、鹽巴拌勻即可。

蒜炒奶油白菜

材料 奶油白菜、橄欖油、蒜末、鹽巴

步驟 熱鍋倒油炒香蒜末，倒入奶油白菜梗段拌炒，再倒入葉段、
鹽巴快速拌炒即完成。

乾煎蘑菇

材料 蘑菇、鹽巴、橄欖油

步驟 鍋中刷一點油，放入蘑菇，以小火將兩面煎香，起鍋前撒
一點鹽巴即完成。

澱粉

栗子地瓜　市售退冰即食地瓜。

不用拘泥形式，不管食材重量，
餐餐吃好吃飽，身體就是妳的磅秤，
明白妳需要的分量，
體態就是妳的筆記本，
記錄妳努力的所有一切。

墨西哥辣肉醬
× 南瓜波菜捲餅

肉醬通常會搭配玉米片或墨西哥餅食用，但為了戒除精緻澱粉，
所以改用菠菜捲餅，雖然要多花一點時間製作，
卻更能珍惜吃下肚子的每一口食物。

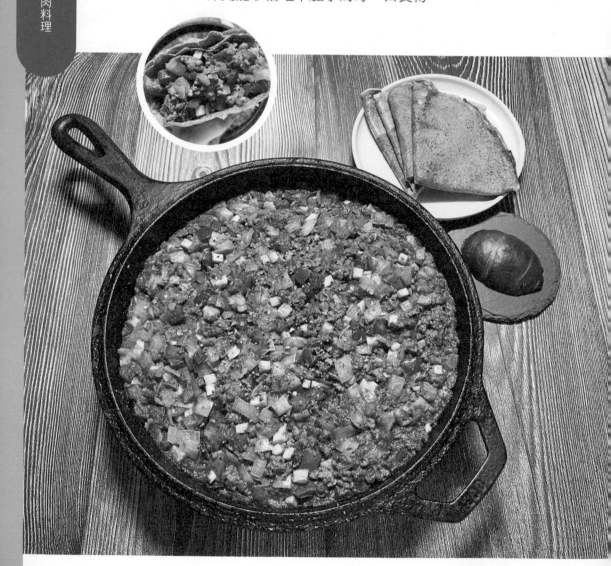

蛋白質 蔬菜

墨西哥辣肉醬

[材料] 牛絞肉、紅椒丁、黃椒丁、洋蔥丁、番茄丁、杏鮑菇丁、孜然粉、紅椒粉、辣椒粉、鹽巴、黑胡椒、橄欖油、蒜末、洋香菜葉

[步驟] 1. 平底鍋熱鍋倒入少許油，放入牛絞肉，運用鍋鏟將肉壓扁煎香，待出水煎乾微焦，翻面煎至八分熟，將肉搗散盛起備用。

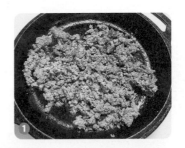

2. 原鍋補入少許油，放入蒜末和洋蔥丁炒香，待洋蔥半透明，加入紅椒丁、黃椒丁、番茄丁、杏鮑菇丁拌炒，待番茄出水加入孜然粉、紅椒粉、辣椒粉繼續拌炒。

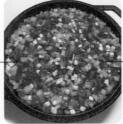 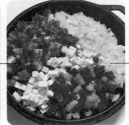 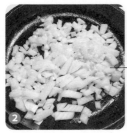 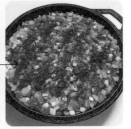

3. 最後加入 **1** 牛絞肉拌炒到熟，加入黑胡椒和鹽巴調味，關火撒洋香菜葉即完成。

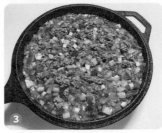

菠菜捲餅

[材料] 雞蛋、少量無糖豆漿、甜菠菜

[步驟] 1. 雞蛋攪拌成蛋液，過篩後加入少量無糖豆漿、甜菠菜，用食物調理機打成菠菜蛋液。

2. 平底鍋熱鍋抹少許油，倒入蛋液，以小火將兩面煎熟即完成。

澱粉

烤南瓜　南瓜刷洗外皮切塊，放入烤箱以 160 度烤 15 分鐘即完成。

韓式牛小排湯 × 地瓜彩蔬

聽說如果快感冒了，韓國人就會趕快喝牛骨湯增強抵抗力。
這道改良版的牛小排湯，簡單快速，補充營養。

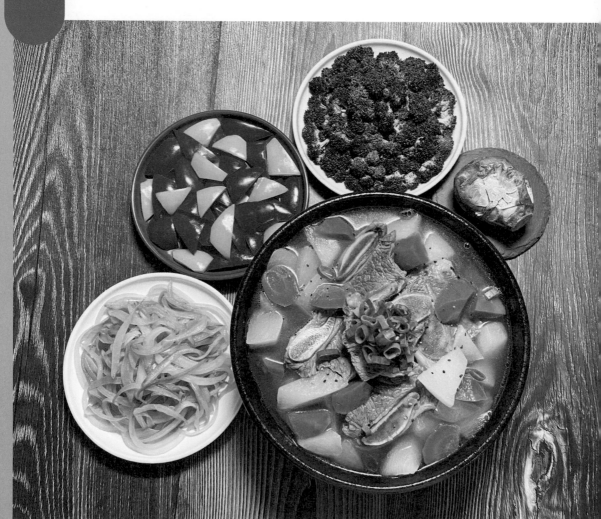

蛋白質 蔬菜

韓式牛小排湯

材料 帶骨牛小排、白蘿蔔、紅蘿蔔、蔥段、蔥花、蒜泥、昆布、醬油、鹽巴、黑胡椒

步驟
1. 昆布浸泡水中，泡發備用。

2. 將牛小排川燙、洗淨備用。

3. 取一湯鍋，放入牛小排、紅白蘿蔔、蔥段、昆布熬煮約 20 分鐘，加入醬油和鹽巴調味再續煮 10 分鐘，撈出湯中浮沫。

4. 用篩網隔網熬煮蒜泥，將蒜香煮進湯中，但又不會讓湯混濁。

5. 裝碗擺蔥花、撒黑胡椒即完成。

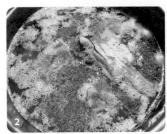
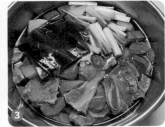
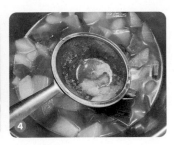

蔬菜

烤蔬菜

材料 青花菜、紅椒、黃椒、橄欖油、鹽巴

步驟 彩椒、青花菜混合橄欖油、鹽巴拌勻，放入烤箱以 160 度烤 15 分鐘（彩椒最後 5 分鐘再放進烤箱即可）。

炒洋蔥

材料 洋蔥、橄欖油、鹽巴

步驟 熱鍋不放油，倒入洋蔥以小火拌炒，待洋蔥軟化成褐色，加入油和鹽巴拌炒均勻即可盛盤。

澱粉

地瓜 市售退冰即食地瓜。

默默努力不必公告周知，成果出來自會說明一切。

香烤芝麻千張珠蔥肉餅 × 鷹嘴豆油拌彩蔬

想要品嚐酥脆口感時,可以利用千張製作,
包入肉餡,就能帶來外酥內軟的美味。

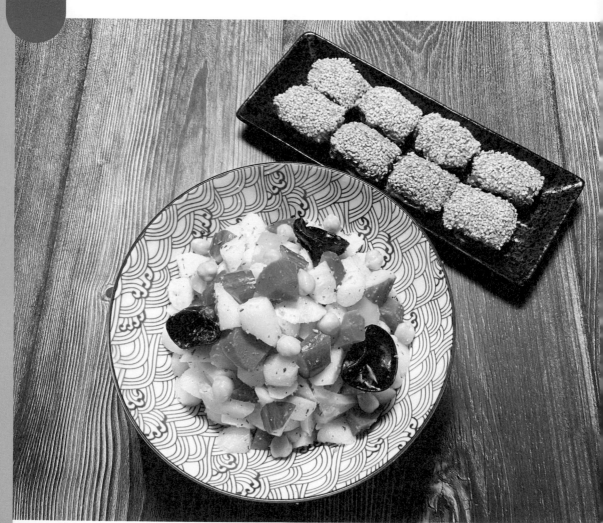

蛋白質 蔬菜

香烤芝麻千張珠蔥肉餅

材料 千張、雞蛋、牛絞肉（豬絞肉亦可）、珠蔥末、
薑末、白胡椒、醬油、白芝麻

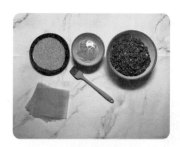

步驟 **1.** 牛絞肉混合雞蛋、珠蔥末、薑末、白胡椒粉、
醬油，攪拌至出現黏性備用。

2. 取千張包入已混合完成的絞肉，沾蛋液黏
著，再重複兩次（共包三層）。

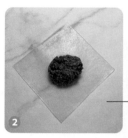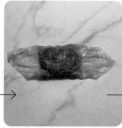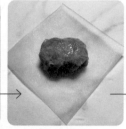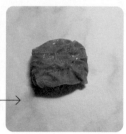

3. 最後接口處沾蛋液、白芝麻。

4. 放入烤箱以 160 度烤 15 分鐘，再以 200 度烤 3 分鐘即完成。

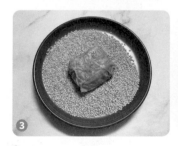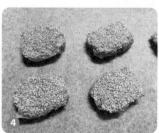

蔬菜

蒜味香料橄欖油拌彩蔬

材料 紅蘿蔔、茭白筍、黃椒、小黃瓜、川耳、橄欖油、蒜味香料、鹽巴

步驟 **1.** 紅蘿蔔、茭白筍、川耳切成適口大小，川燙後撈起瀝乾。

2. 將所有蔬菜加入橄欖油、鹽巴、蒜味香料拌勻即可。

澱粉

鷹嘴豆 鷹嘴豆洗淨泡水一晚，隔天將水倒掉，放入電鍋內鍋，加入蓋過豆子的水，
外鍋加入 1 ～ 2 杯水，開關跳起後將水瀝除，調味後即可享用。我通常一
次煮較多分量，放涼後冰在冷凍庫，想吃的時候取出退冰、過熱水或是放
入烤箱以 160 度烘烤 15 分鐘。

無水番茄牛小排櫛瓜麵 × 地瓜

滿滿的蔬菜，加上櫛瓜偽裝的麵條，
讓這道料理湯頭濃郁又不膩口，絕對能滿足味蕾。

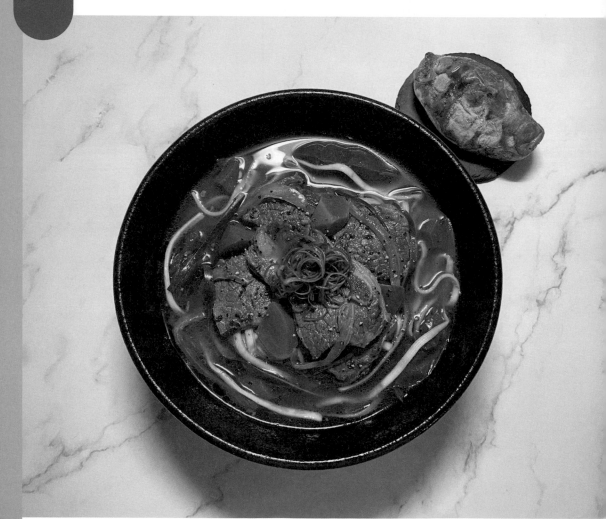

蛋白質 蔬菜

無水番茄牛小排櫛瓜麵

材料 牛小排、牛番茄、洋蔥、紅蘿蔔、櫛瓜、蔥絲、米酒、薑片、醬油、橄欖油、鹽巴、黑胡椒

步驟 1. 牛番茄切塊、洋蔥切絲、紅蘿蔔滾刀切、櫛瓜用刨絲刀刨絲。

2. 煮一鍋水，加入薑片和米酒煮滾，川燙牛小排撈起清洗備用。

3. 熱油鍋煎香牛小排，加入洋蔥絲拌炒到軟後，嗆入米酒飄出香氣，放入番茄與醬油翻炒均勻，倒入砂鍋蓋上鍋蓋轉小火，燜煮約 50 分鐘。

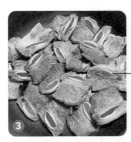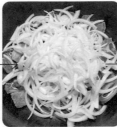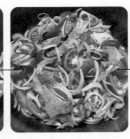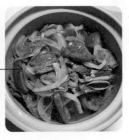

4. 開蓋加入紅蘿蔔、鹽巴拌勻，繼續蓋鍋以小火燉煮 10 分鐘。

5. 炒鍋拌炒櫛瓜，裝碗後再放入牛肉、湯、蔬菜，擺上蔥絲、撒黑胡椒即完成。

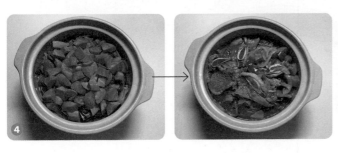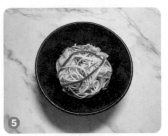

澱粉

地瓜 市售退冰即食地瓜。

不管使用什麼方法瘦下來，
最終還是得學會擇食才能維持。
真的不需要花錢找罪受，
好好吃飯才能好好健康。
我就是不靠產品、不靠藥品，
只靠著好好吃飯就瘦下來的見證者。

無澱粉牛肉麵
✕ 鷹嘴豆油拌彩蔬

想吃牛肉麵怎麼辦？就試著自己做吧！
建議可以一次製作較多分量，想吃時加熱就能享用。

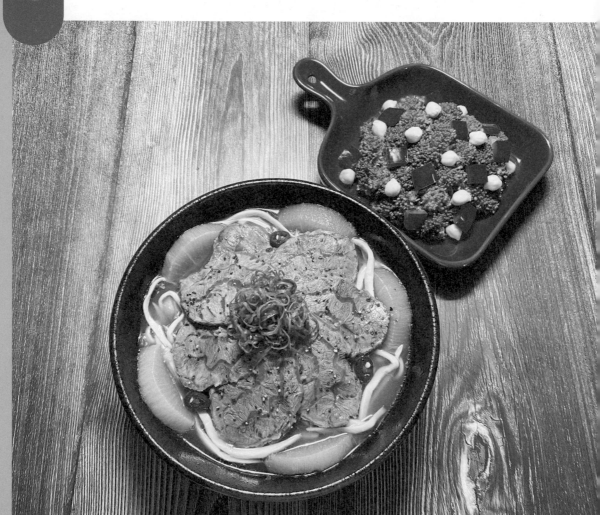

蛋白質　蔬菜

無澱粉牛肉麵

材料　牛腱、白蘿蔔、洋蔥、薑片、蔥段、醬油、米酒、鹽巴、杏鮑菇、香油

步驟　**【前一天作業】**

1. 牛腱去除筋膜備用。

2. 熱鍋倒香油爆香薑片，待飄出香味加入蔥段、洋蔥拌炒到洋蔥呈現微透明，加水攪拌倒入大鍋，鍋中放入牛腱、切下的筋膜、白蘿蔔、一碗醬油、一碗米酒（或紹興酒）、鹽巴，滷 2.5 小時。

> TIPS　加太多醬油會越滷越死鹹，最剛好的滷汁呈現普洱茶色，再加鹽巴調味。也可以用電鍋，外鍋加入 4 杯水，開關跳起後再燜半小時。

3. 將滷好的牛腱夾出，裝袋冷藏。

> TIPS　我的製作比例是 3 公斤牛腱、2 根白蘿蔔、7 顆大洋蔥，提供大家參考。

【當天料理】

1. 杏鮑菇切細條，乾鍋炒到出水，收乾裝碗。

2. 加熱滷湯，將牛腱切片放置杏鮑菇麵條上，擺放蘿蔔、淋熱湯、放蔥花即完成。

蔬菜

酪梨油拌彩蔬

材料　紅椒、青花菜、酪梨油、鹽巴

步驟　蔬菜切成適口大小，川燙後撈起瀝乾，加入酪梨油和鹽巴拌勻即完成。

澱粉

鷹嘴豆

鷹嘴豆洗淨泡水一晚，隔天將水倒掉，放入電鍋內鍋，加入蓋過豆子的水，外鍋加入 1 ～ 2 杯水，開關跳起後將水瀝除，調味後即可享用。我通常一次煮較多分量，放涼後冰在冷凍庫，想吃的時候取出退冰、過熱水或是放入烤箱以 160 度烘烤 15 分鐘。

決定努力，腦袋會幫忙找方法，
不想努力，膝蓋都可以找理由。

不用假裝很努力，
因為結果不會陪伴演戲，
成為喜歡的自己，
絕對不能只是說說而已。

番茄鑲肉 × 栗子彩蔬

這道番茄鑲肉，挖出的果肉如果不想直接吃掉，
可以煮成茄汁白花或茄汁金針菇，或是加入喜歡的香料，
熬煮成醬料搭配，可以自由發揮。

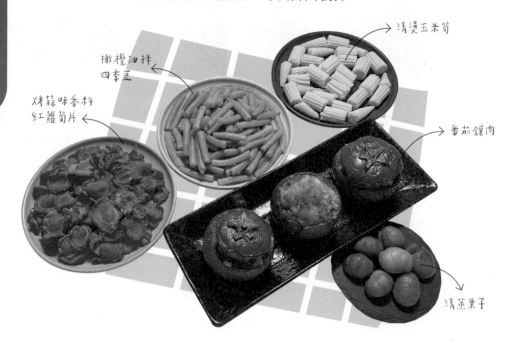

橄欖油拌四季豆
烤蒜味香料紅蘿蔔片
清燙玉米筍
番茄鑲肉
清蒸栗子

蛋白質 蔬菜

番茄鑲肉

[材料] 牛絞肉、雞蛋、乳酪絲、番茄、洋蔥、黑胡椒、鹽巴、
香蒜粒、洋香菜葉

[步驟] 1. 番茄洗淨，從番茄約 1/4 平切切開（蒂頭留著），
用小湯匙將番茄果肉挖空。

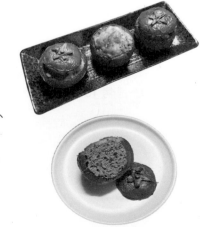

2. 牛絞肉混合雞蛋、洋蔥、黑胡椒、鹽巴、香蒜粒拌勻，用小湯匙將肉餡填入挖空的番茄內，壓緊實後擺放乳酪絲。

3. 烤盤鋪上烘焙紙，擺放番茄和上蓋（切面朝上），放入已預熱的烤箱，以上下火 180 度烤 20 分鐘，盛盤撒洋香菜葉即完成。

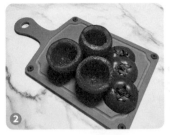 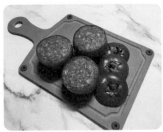 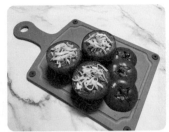

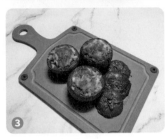

蔬菜
清燙玉米筍

川燙玉米筍、撈起瀝乾即可盛盤。

橄欖油拌四季豆

材料 四季豆、橄欖油、鹽巴

步驟 1. 四季豆清洗、摘蒂頭、撕除粗纖維、切段。

2. 川燙四季豆、撈起、瀝乾。

3. 加入橄欖油和鹽巴拌勻即可。

烤蒜味香料紅蘿蔔片

材料 紅蘿蔔片、橄欖油、鹽巴、蒜味香料

步驟 紅蘿蔔片混合橄欖油、鹽巴、蒜味香料拌勻，放入烤箱以 160 度烤 15 分即完成。

澱粉
清蒸栗子

冰箱常備冷凍栗子仁，拿取要吃的分量裝碗，放入電鍋，外鍋加入一杯水，開關跳起來後再燜 10 ～ 15 分鐘即可。

不再狂吃紓壓暴肥，
不用委屈挨餓爆瘦，
這次我們從照顧好自己的心開始出發。

彩蔬辣拌牛五花 × 栗子地瓜

忙碌時，將所有食材快速川燙，
再拌入調味醬汁，就能享受原味料理。

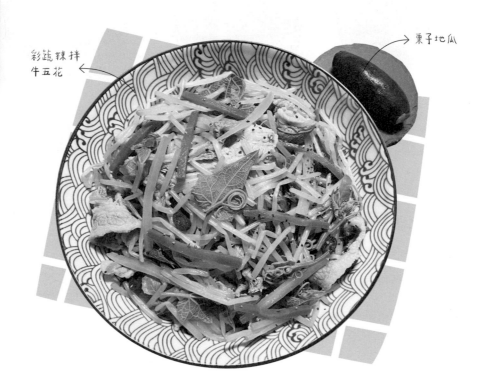

彩蔬辣拌
牛五花 ←

→ 栗子地瓜

蛋白質 蔬菜

彩蔬辣拌牛五花

材料 牛五花、紅蘿蔔、豆芽菜、龍鬚菜、黃椒、蒜末、辣椒、醬油、辣油

步驟 1. 川燙牛五花肉片、紅蘿蔔絲、豆芽菜、龍鬚菜，撈起瀝乾備用。

2. 將所有食材混合蒜末、辣椒、醬油、辣油拌勻，盛盤即完成。

澱粉

栗子地瓜　市售退冰即食地瓜。

我的 211 彩虹餐盤日常

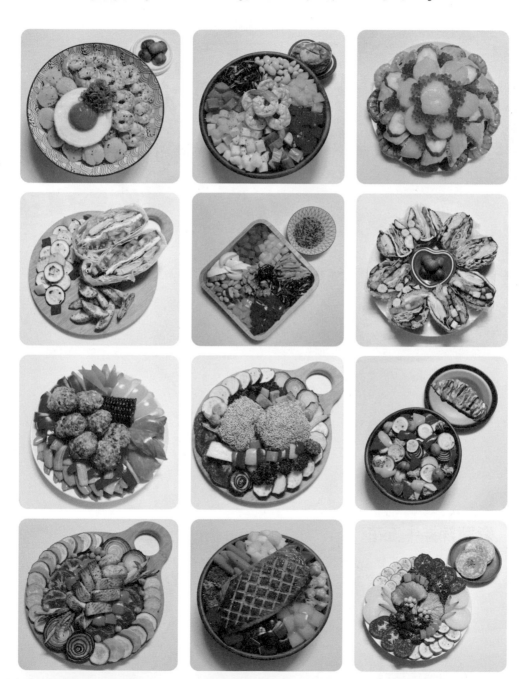

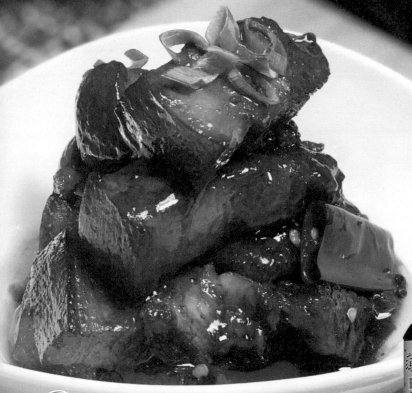

純釀造
屏大薄塩醬油

簡單料理
煮出好味道

WORLDWIDE
全球精品企業

全球精品企業有限公司
台北市內湖區安康路172-2號
服務電話：02-2792-5038

各大通路均有販售

健康樹 健康樹 181

吃飽才有力氣瘦！211 彩虹瘦身餐盤

作　　　　者　王麗蓉
封　面　設　計　張天薪
內　文　排　版　楊雅期
行　銷　企　劃　蔡雨庭‧黃安汝
出版一部總編輯　紀欣怡

出　　版　　者　采實文化事業股份有限公司
業　務　發　行　張世明‧林踏欣‧林坤蓉‧王貞玉
國　際　版　權　施維真‧劉靜茹
印　務　採　購　曾玉霞
會　計　行　政　李韶婉‧許俽瑀‧張婕莛
法　律　顧　問　第一國際法律事務所　余淑杏律師
電　子　信　箱　acme@acmebook.com.tw
采　實　官　網　www.acmebook.com.tw
采　實　臉　書　www.facebook.com/acmebook01

I　S　B　N　978-626-349-661-3
定　　　　價　450元
初　版　一　刷　2024年5月
劃　撥　帳　號　50148859
劃　撥　戶　名　采實文化事業股份有限公司
　　　　　　　　104台北市中山區南京東路二段95號9樓
　　　　　　　　電話：(02)2511-9798
　　　　　　　　傳真：(02)2571-3298

國家圖書館出版品預行編目資料

吃飽才有力氣瘦！211 彩虹瘦身餐盤 / 王麗蓉作 . -- 初版 . -- 臺北市：采實文化事業
股份有限公司 , 2024.05
256 面 ; 23*17 公分 . -- (健康樹 ; 181)
ISBN 978-626-349-661-3(平裝)

1.CST: 減重 2.CST: 食譜

411.94　　　　　　　　　　　　　　　　　　　　　　113004786

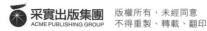